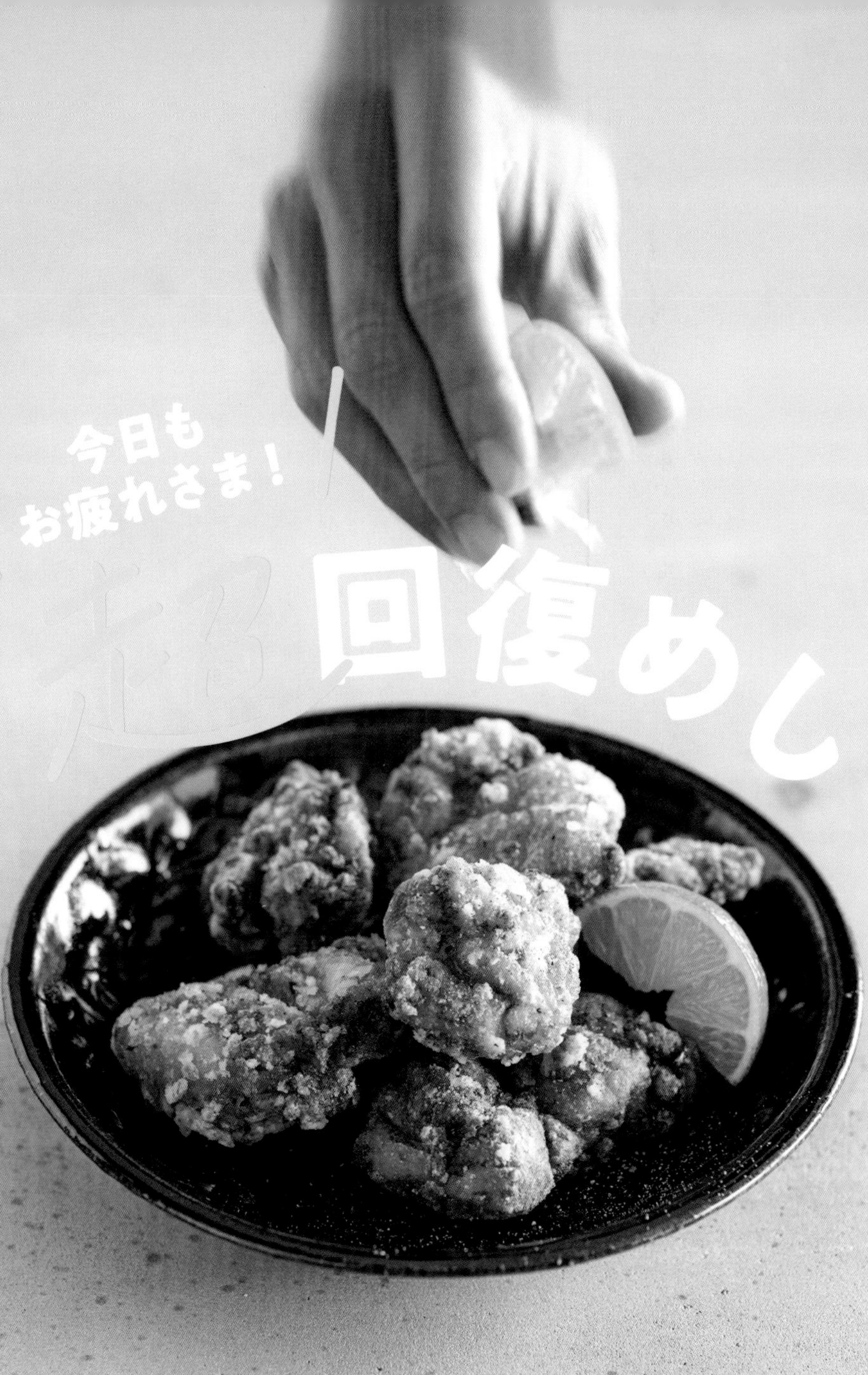

今日も
お疲れさま！

超回復めし

長友佑都専属シェフ

加藤超也

KATO

SHUFUNOTOMOSHA

食でカラダは変わる、これは本当です。

「仕事の疲れが抜けなくて、出勤前に栄養ドリンクをコンビニで買って飲んでいる」

「最近、階段の上り下りが大変になってきた」

「20代のころは肌や髪にツヤがあったのに、今はめっきりなくなった」

「年とともに食が細くなって、元気がない」

皆さんがかかえるこうした「疲れ」、僕に預けていただけませんか。

僕はこれまでプロサッカー選手である長友佑都さんを中心に、
さまざまなアスリートの食事をサポートしてきました。
そこで得たノウハウ、栄養学に基づいた「超回復めし」を55品紹介します。

継続して食べることでみるみるうちに体がしゃきっとし、いきいきとしてくるはずです。

ポイントは**高たんぱく、良脂質な食材**を織り交ぜることです。

魚や肉、それらのたんぱく質やよい脂質の吸収をサポートするべく、野菜もうまくとる。

僕のレシピはその繰り返しです。

「アスリートは体が資本」といわれますが、毎日家事に仕事にと動き回る皆さんも同じこと。

栄養ドリンクやサプリメントに頼るもよし、
しかし日ごろの食事で解消できたらこれに越したことはありませんよね。

コスパのいい健康維持＝食事を見直すことだと思っています。

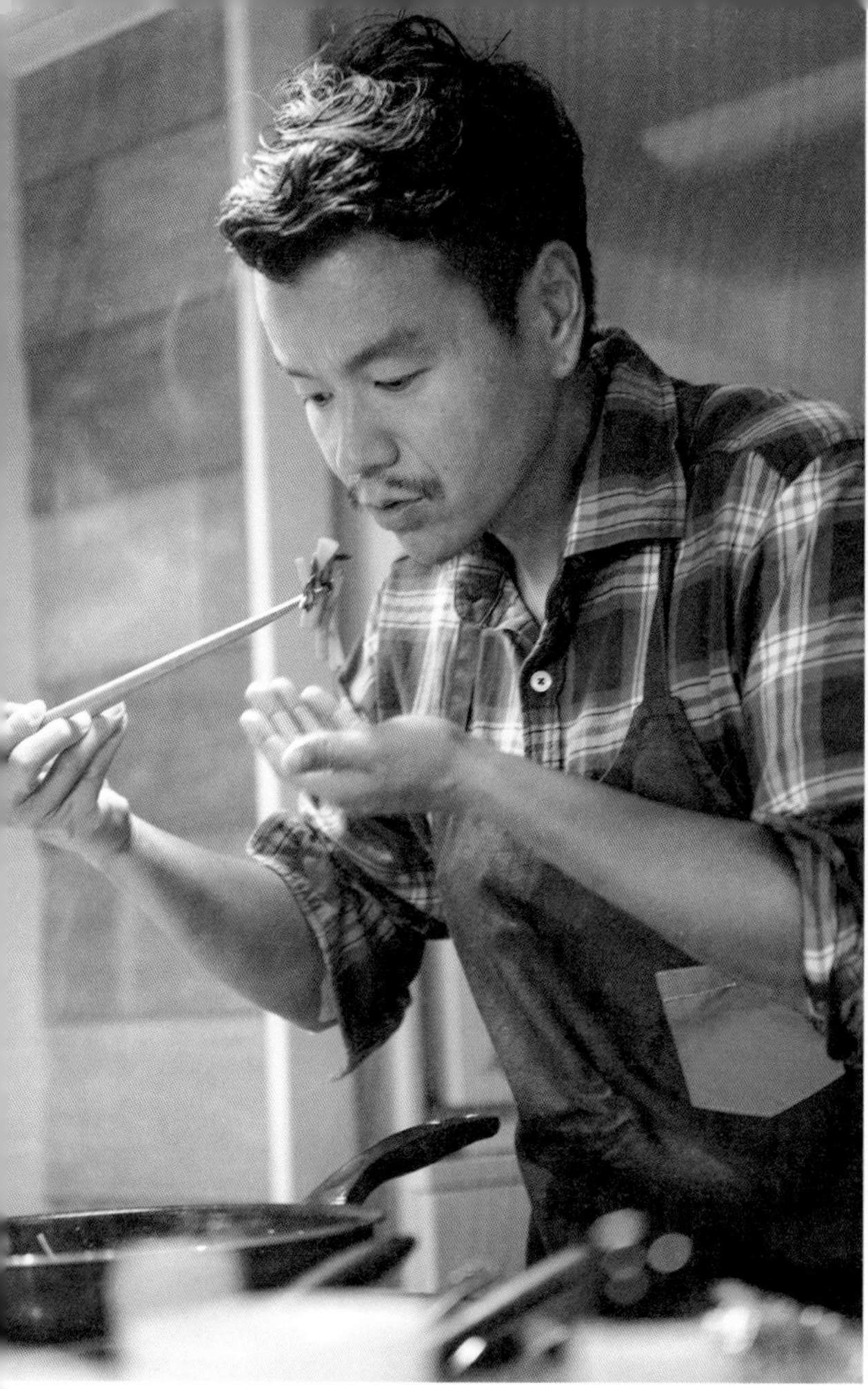

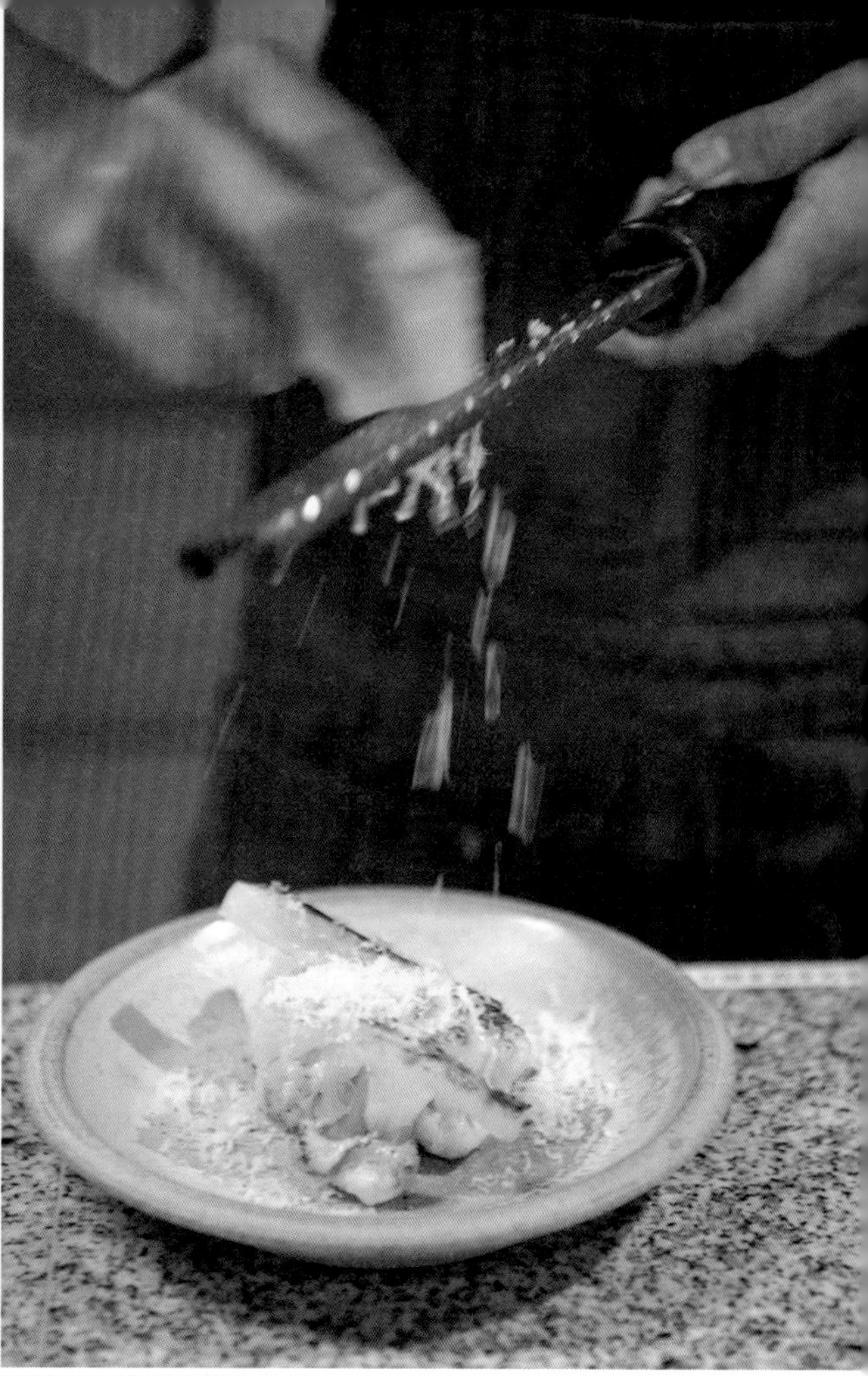

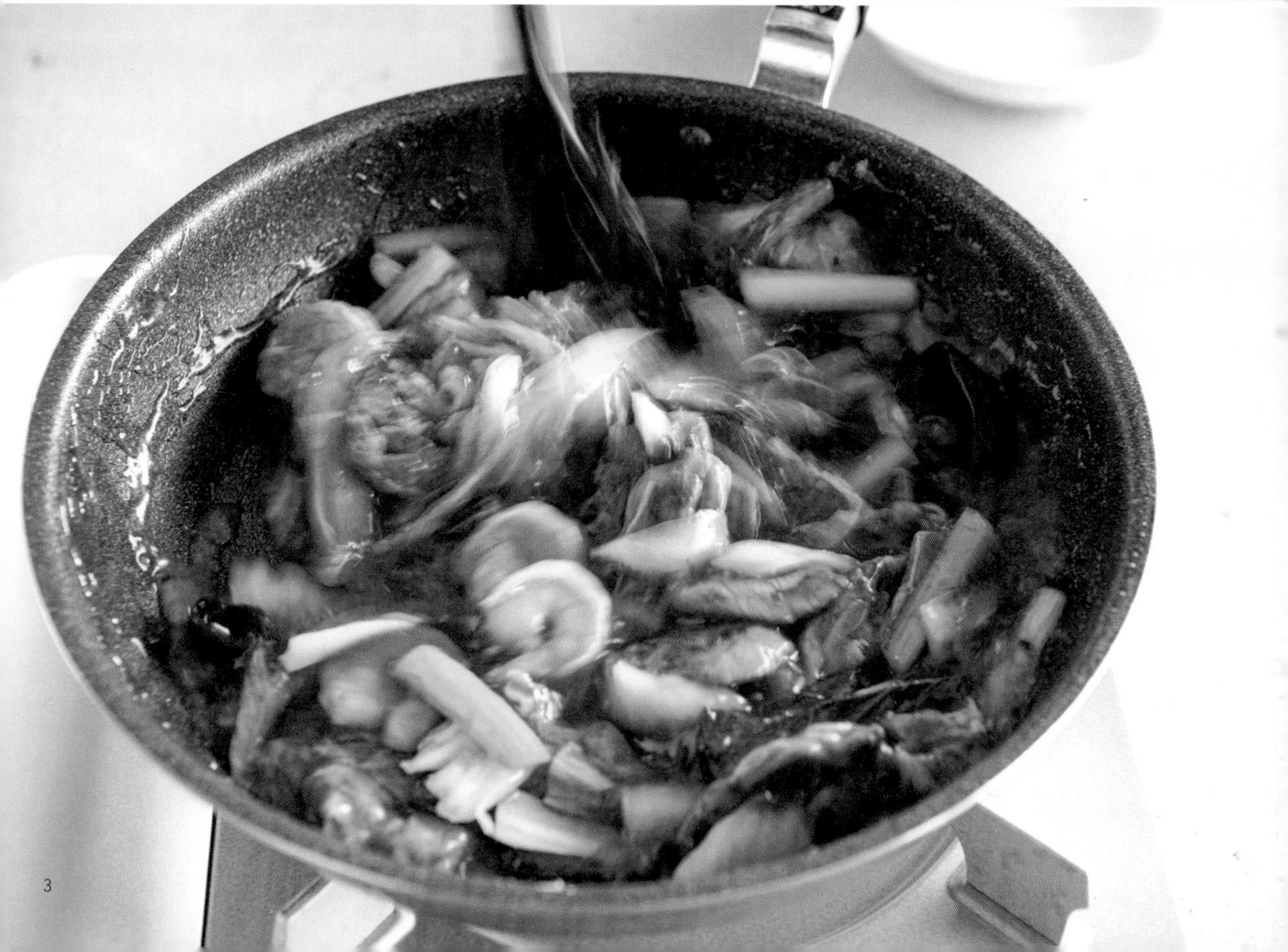

「医食同源」。料理人の仕事は医師と同じく責任重大！

シェフになる前は上場企業で会社員をしていましたが、自分でなくてもできる仕事に物足りなさを感じていました。

建築家であった父の仕事を間近で見て育った影響か、「自分にしかできない表現方法で、世の中の人に評価されたい」という気持ちが高まりました。幼いころから料理上手な母においしいものを食べさせてもらえたことと、味覚に自信があったことから心機一転、料理人を目指すことに。

神奈川県内のとあるイタリアンレストランで働いていた２０１５年のある日、新たな使命を感じる出来事がありました。当時プロサッカー選手の中澤佑二さんがご来店されたんです。オーダーされるや否や、「サラダは塩とオイルだけ」「豚のステーキは脂身をカット」と次々にこまかなご要望をいただきました。

日本代表としてワールドカップを経験され、横浜Ｆ・マリノスで歴代最多の１９９試合連続出場を果たし、最長記録を更新し続けたレジェンド。コンディションを維持するため、**「どの食材をどれだけ食べるか」**を把握する高いプロ意識に感銘を受けました。同時にプロの料理人として食べたものがどのように体に影響を与えるか知識がないことに、恥ずかしさも感じたんです。

これこそがアスリート専属のシェフに転身する、人生の分岐点。料理人は医師と同様に体の中に入るものを扱うプロフェッショナルでなければならないと強く感じた出来事でした。

長友選手との出会いで確信。今後も大義のある仕事を！

「食の意識が高いアスリートをサポートしたい」

その決意のもと目標設定を紙に書いて壁にはり、猛勉強。寝る間もなく、仕事終わりに途中のコンビニに車を停め、仮眠のつもりが朝まで眠ってしまい、仕方なくそのまま仕事場へ……しかしそれ

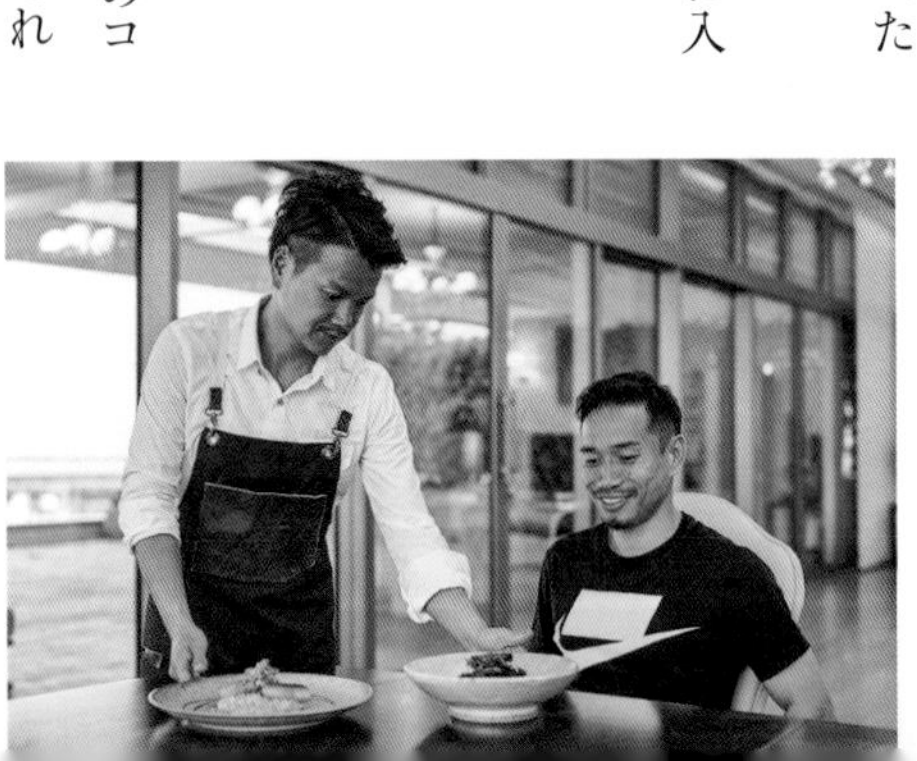

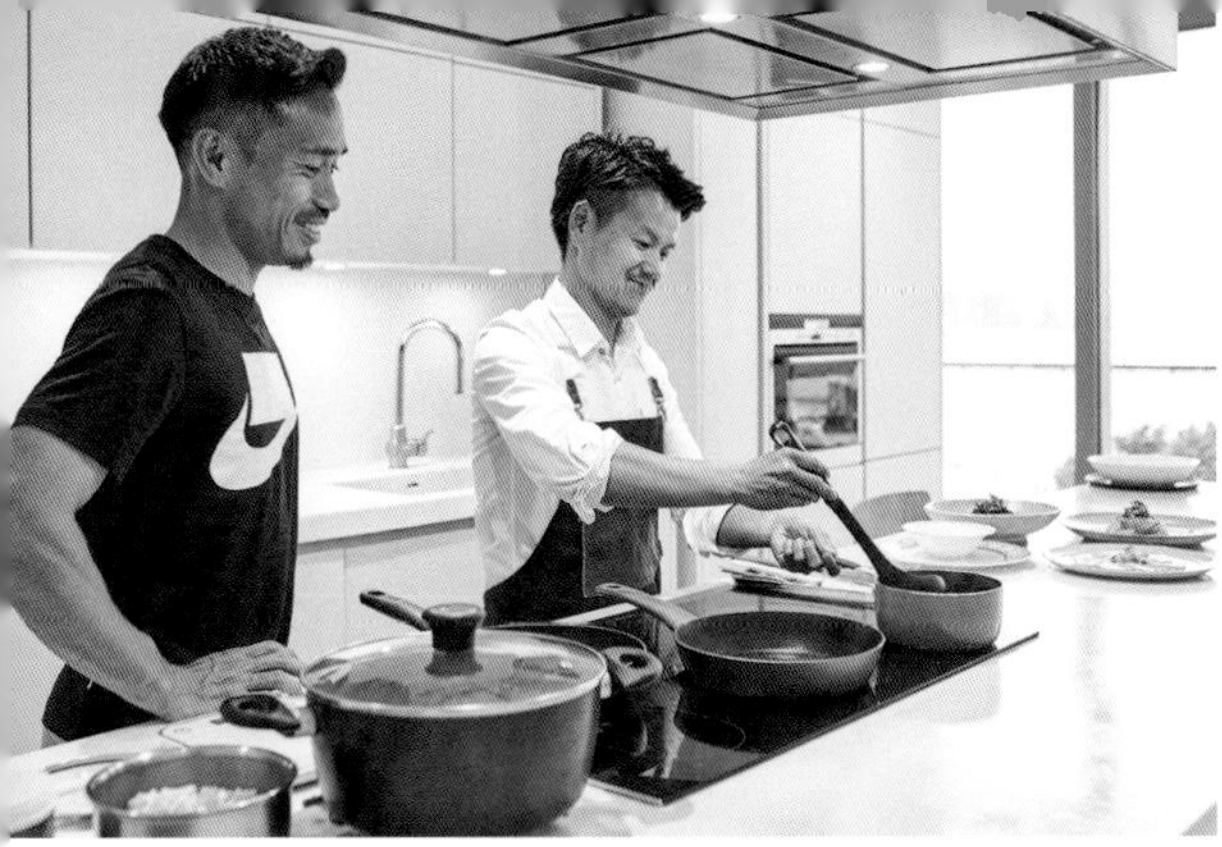

長友選手と。待ちきれずにこうして台所にやって来られることも！ ストイックな半面、食べることが大好きな方です。僕の料理が好きだと言ってくださることが、なによりうれしいです。

も苦にならないほど夢中になっていました。

アスリート専属のシェフという職業は当時なく、あらゆる方法を模索しました。僕自身、意識の高いアスリートのもとで一心同体となりサポートしたいという気持ちが強く、誰でもいいわけではなかったんです。

そんななか、出会ったのが長友佑都選手。

当時、長友さんのSNS上では筋肉系のケガに悩まされていたこともあり、さまざまな食事方法、トレーニング、ヨガをとり入れている様子がアップされていました。食べたもので体を根本から改善する取り組みに感銘を受け、この方をサポートしたいと強く思ったんです。

どうにかしてこの熱意を本人に伝えるべくSNSアカウントをつくり、長友選手だけをフォローしてDMを送りました。夜中3時を過ぎていましたが、まさか……翌日に返信があるとは。

1通のDMから数カ月後、イタリア・ミラノで専属シェフとしてのキャリアがスタートしました。各国でのサポート、日本に帰国した現在も週に数回、食事提供をし、気づけば8年目のおつき合いです。

「シェフと出会ってカラダが変わった、今がいちばん動ける」

30代は多くのアスリートがパワーダウンするころです。しかし長友さんは現役生活で今がいちばん調子がいいと言ってくれます。この言葉は、僕がこれまでやってきたことは間違いではなかったという確信につながりました。

長友さんのサポートに加え、若手アスリートへの食のアドバイスや、体を少しでも変えたい！と願う皆さんのために、今後もよりよい情報を発信できればと思います。

ぜひ、この『超回復めし』を通して皆さんの体の調子がととのうとともに、何よりおいしい！と感じて繰り返し作っていただけるとうれしいです。

2023年10月吉日

長友佑都専属シェフ　加藤超也

目次

第3章 超回復副菜

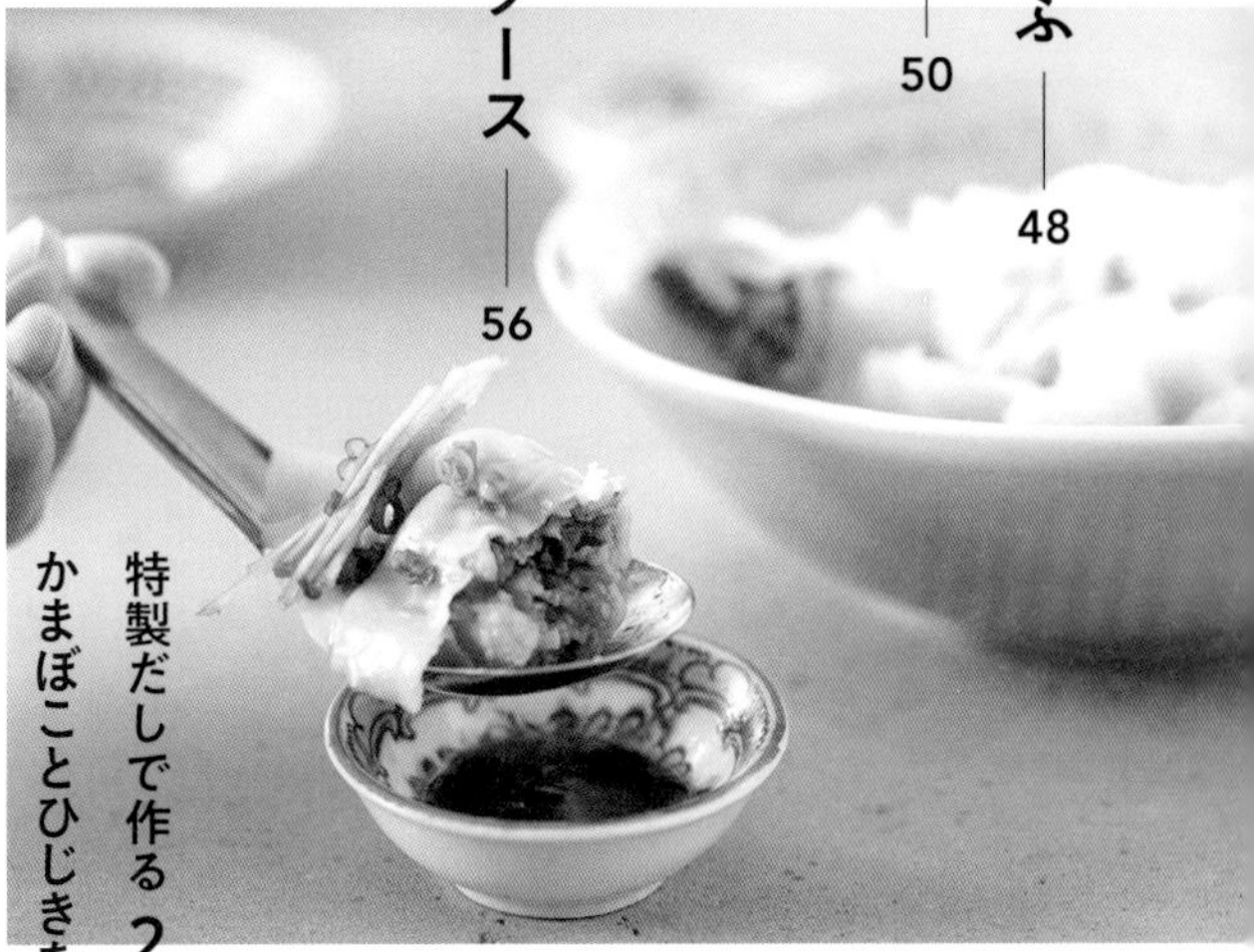

第4章 超回復のひと皿

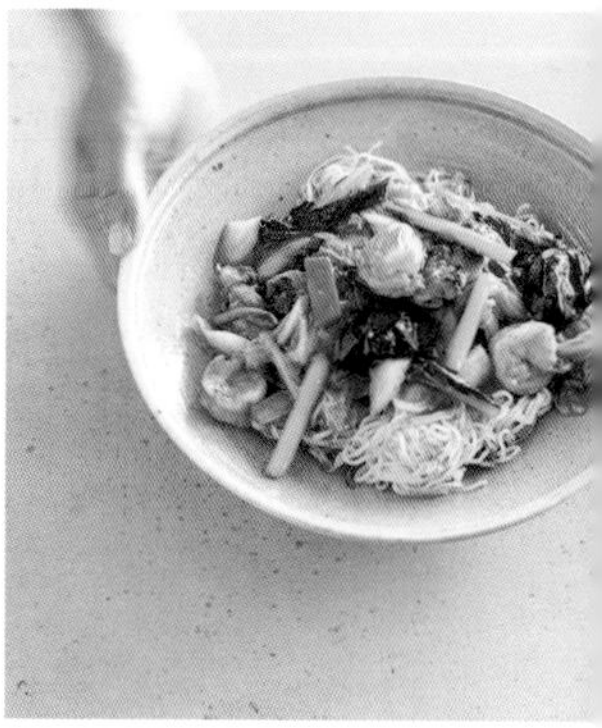

第5章 超回復の一杯

本書の使い方

Point 3
レシピに関するストーリーつき

それぞれのレシピの誕生秘話や
面白いエピソードを載せました。
ぜひ読みながら
楽しく作ってください。

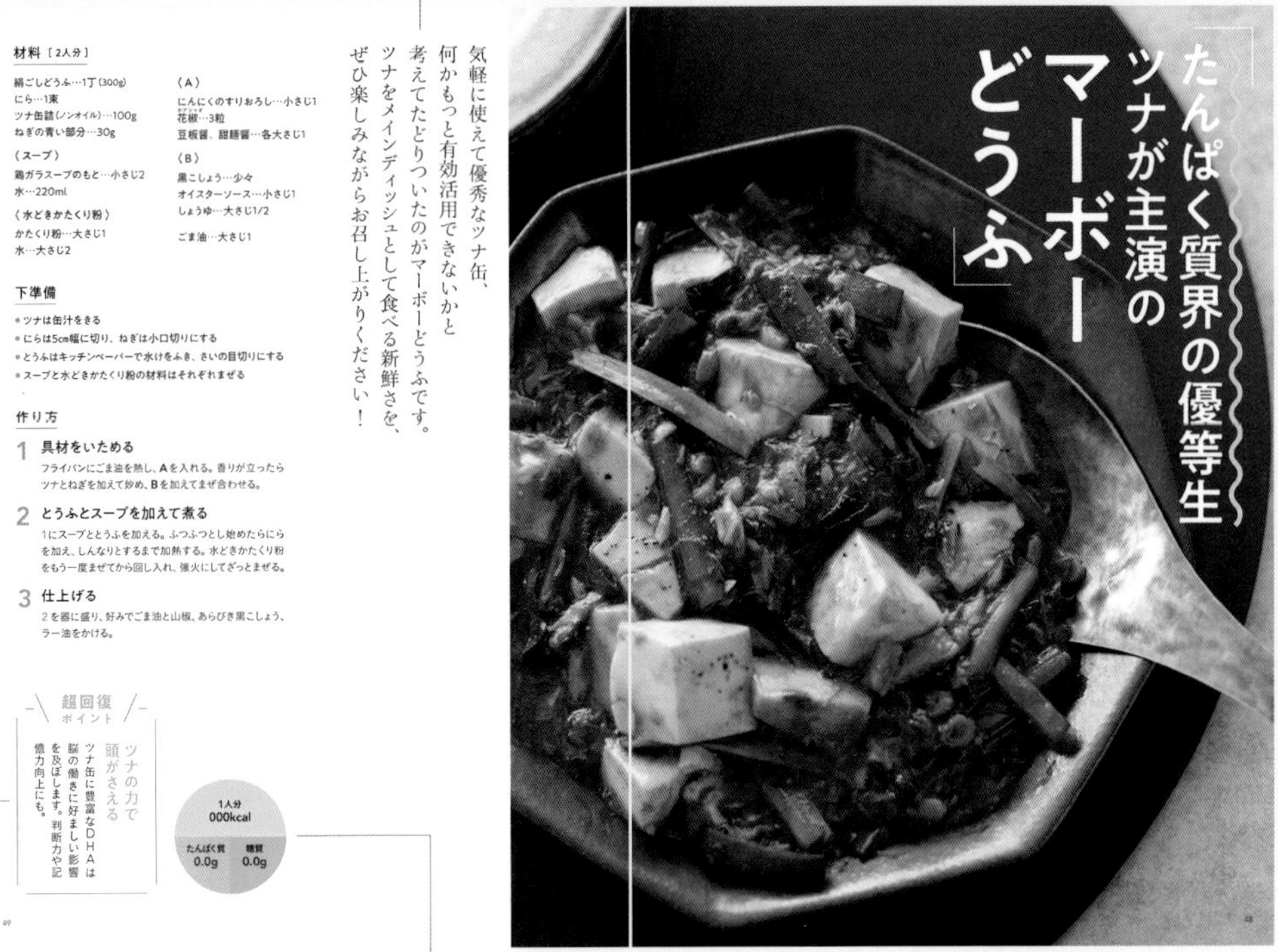
「たんぱく質界の優等生
ツナが主演の
マーボーどうふ」

気軽に使えて優秀なツナ缶、
何かもっと有効活用できないかと
考えてたどりついたのがマーボーどうふです。
ツナをメインディッシュとして食べる新鮮さを、
ぜひ楽しみながらお召し上がりください！

材料［2人分］

絹ごしどうふ…1丁（300g）
にら…1束
ツナ缶詰（ノンオイル）…100g
ねぎの青い部分…30g

〈スープ〉
鶏ガラスープのもと…小さじ2
水…220ml

〈水どきかたくり粉〉
かたくり粉…大さじ1
水…大さじ2

〈A〉
にんにくのすりおろし…小さじ1
花椒《ホアジャオ》…3粒
豆板醤、甜麺醤…各大さじ1

〈B〉
黒こしょう…少々
オイスターソース…小さじ1
しょうゆ…大さじ1/2

ごま油…大さじ1

下準備

- ツナは缶汁をきる
- にらは5cm幅に切り、ねぎは小口切りにする
- とうふはキッチンペーパーで水けをふき、さいの目切りにする
- スープと水どきかたくり粉の材料はそれぞれまぜる

作り方

1 具材をいためる
フライパンにごま油を熱し、Aを入れる。香りが立ったらツナとねぎを加えて炒め、Bを加えてまぜ合わせる。

2 とうふとスープを加えて煮る
1にスープととうふを加える。ふつふつとし始めたらにらを加え、しんなりとするまで加熱する。水どきかたくり粉をもう一度まぜてから回し入れ、強火にしてざっとまぜる。

3 仕上げる
2を器に盛り、好みでごま油と山椒、あらびき黒こしょう、ラー油をかける。

超回復ポイント
ツナの力で頭がさえる
ツナ缶に豊富なDHAは脳の働きに好ましい影響を及ぼします。判断力や記憶力向上にも。

1人分 000kcal
たんぱく質 0.0g
糖質 0.0g

Point 1
超回復ポイントがわかりやすい！

回復につながる食材と、
なぜ回復するのかをしっかり説明。

Point 2
栄養計算が一目瞭然

1人あたりのエネルギー、
たんぱく質、糖質量がひとまとまり。
気になる数値を迷わずチェックできます。

- フライパンは原則としてフッ素樹脂加工のものを使用しています。
- 小さじ1は5mℓ、大さじ1は15mℓです。
- 火かげんは、特に指定がないかぎり、中火で調理しています。
- 野菜類は、特に指定がない場合は、洗う、皮をむくなどの作業をすませてからの手順を説明しています。
- 調味料は、特に指定がない場合は、しょうゆは濃口しょうゆ、砂糖は上白糖、小麦粉は薄力粉を使用しています。
- だしは、昆布、かつお節、煮干しなどでとった和風だしのことをさします。市販品を使う場合は、パッケージの表示に従い、味をみてかげんしてください。
- 固形スープ、顆粒スープはコンソメなど洋風スープのもとを、鶏ガラスープのもとは中華スープのもとを使用しています。
- エネルギー値、たんぱく質量、糖質量は、食材の個体差によって多少の違いがあるので目安とお考えください。
  好みで添えるつけ合わせなどは計算に含まれていません。
- 電子レンジやオーブントースターは機種によって加熱時間に多少差がありますので、様子をみてかげんしてください。

たんぱく質×良質な脂＝「疲れない体」

「最近、気持ちに体がついてこないんだよ。ちょっとした段差にもつまずく」
それ、食を変えれば改善の余地ありです。
ポイントは**たんぱく質を適度にとること、質のいい脂質をとるため油の種類を見直すこと、**まずはこの２つ。では具体的にどう意識すればいいかご紹介します。

その1

たんぱく質を多く摂取！

魚や肉、大豆食品に多く含まれるたんぱく質は免疫機能の維持に欠かせません。ただし、偏って摂りすぎると腸内環境を悪化させおなかの調子を崩す原因にもなるため、副菜として野菜や海藻もいっしょに食べるよう心がけてくださいね！

朝たんぱくはもっといい！

3食バランスよくたんぱく質を補うことがいいのですが、実際は朝食の摂取量が少ない人も多い。また1日を通して摂取量が同じであっても、朝に十分にとれている人のほうが筋肉量アップに効果的なんです。まずはゆで卵を1個足すでも、納豆を1パック食べることから始めて見てもいい！ぜひ朝食にたんぱく質をとるよう実践してみてください。

注目の高たんぱくフード

大豆ミート

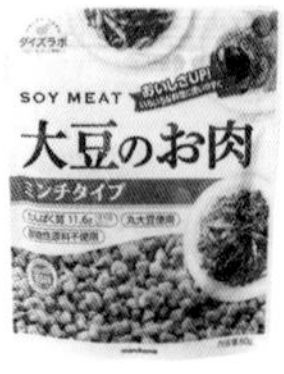

肉や魚が苦手、動物性の油を避けたい人にすすめたいのが大豆ミート。ひき肉がわりに使って無理なくたんぱく質を摂取できます。昨今は体重コントロールの一環として、アスリートの間でも食べる人が増えているとか。特に下処理せずに使える商品も多数あります。

その2
よい脂質を積極的にとる!

よい脂質ってなに?と思うかもしれませんが、代表的なものは魚。魚の油は特に優秀で、いわしやさば、あじといった青魚には、オメガ3脂肪酸という循環器疾患の予防に役立ったり抗炎症作用を持つ栄養素が豊富に含まれています。また、認知機能の低下を抑制することも分かっています。

「酸化」と「糖化」2つの化け物にご用心!

「糖化」とは、糖とたんぱく質が結合し時間を経て酸化が進み、ＡＧＥ(糖化最終産物)という老化の原因となる物質が体の中にたまる現象です。このＡＧＥがたんぱく質の構造や機能を変化させ、炎症や酸化ストレスを増加させてしまいます。過剰な酸化ストレスは生活習慣病などの疾患の原因に。スナック菓子や劣化した油で調理した揚げ物、砂糖を多く含む甘味飲料などは糖化を進めてしまう食品なので、それらの摂取を減らすことで、体の老化を抑えることができます。

その3
使う油はなるべく新しいものに!

何度か使って劣化した状態の油を使うと、細胞や遺伝子を傷つけてしまう=酸化しやすい体に。なるべく新しい油を使いましょう! 左記のような植物性の油におきかえるのもおすすめ。

例:オリーブ油、ごま油、米油、ココナッツオイル

その4
糖質はほどほどに

ごはんやめんの食べすぎには要注意!エネルギーのとりすぎで太りやすくなり、血糖値の乱高下が続き疲れやすい原因にもなります。単品でとるときは糖質量が増えてしまうので、具材に魚や肉、野菜をたっぷり加えるよう意識しましょう。

ラカントS

甘いものをとりたいけど、血糖値が気になる人はラカントSがおすすめ。羅漢果というウリ科の果物が由来で、カロリーゼロの甘味料です。本書のレシピ中の砂糖はすべて同量のラカントSにおきかえてもOK。

糖質コントロールにおすすめ!

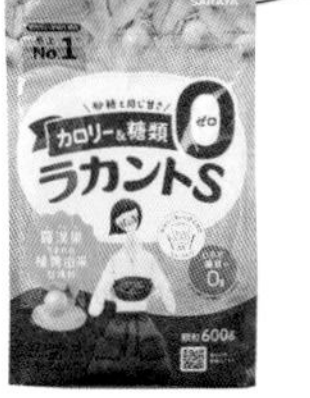

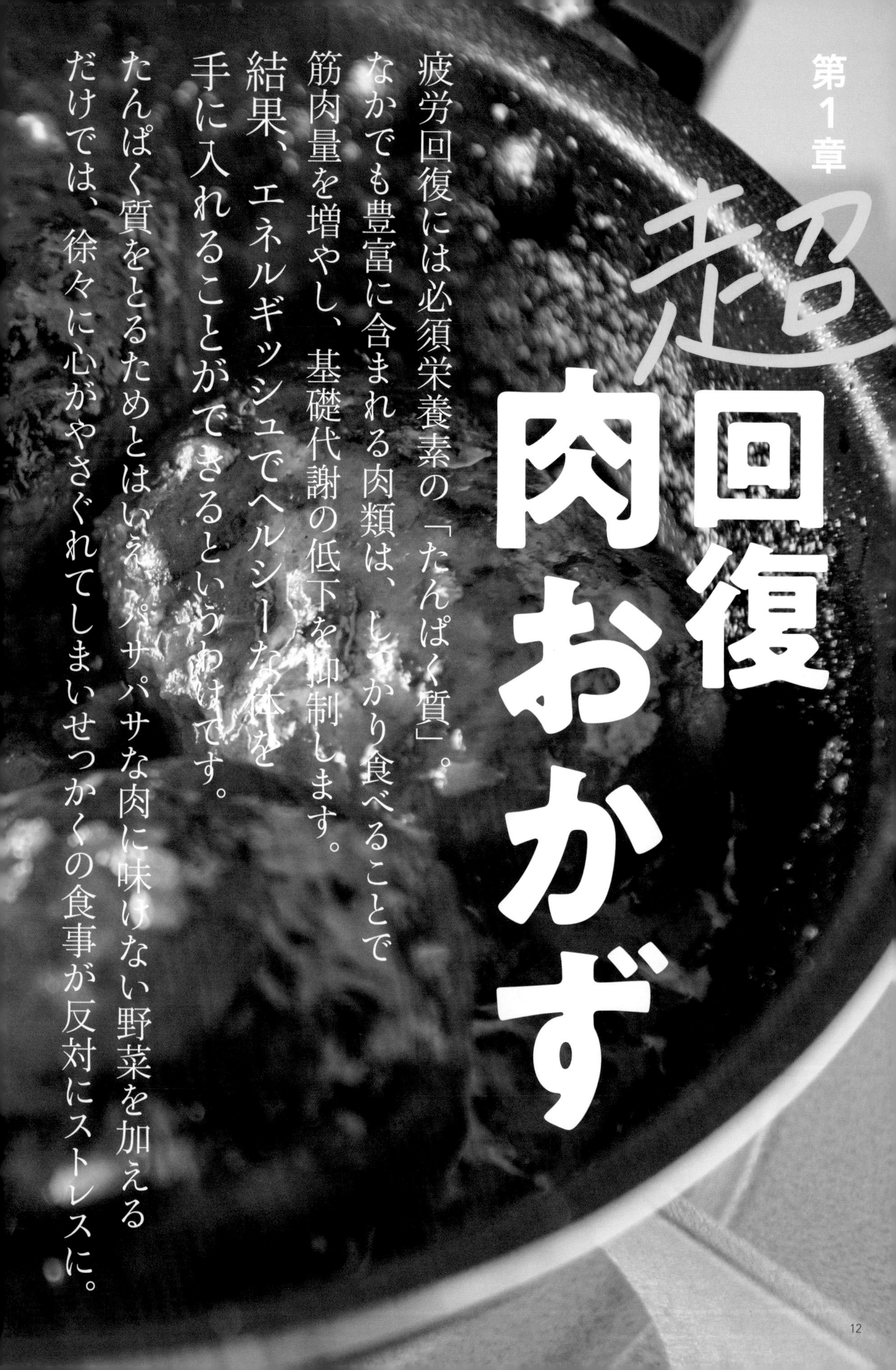

第1章
超回復肉おかず

疲労回復には必須栄養素の「たんぱく質」。なかでも豊富に含まれる肉類は、しっかり食べることで筋肉量を増やし、基礎代謝の低下を抑制します。結果、エネルギッシュでヘルシーな体を手に入れることができるというわけです。たんぱく質をとるためとはいえ、パサパサな肉に味けない野菜を加えるだけでは、徐々に心がやさぐれてしまいせっかくの食事が反対にストレスに。

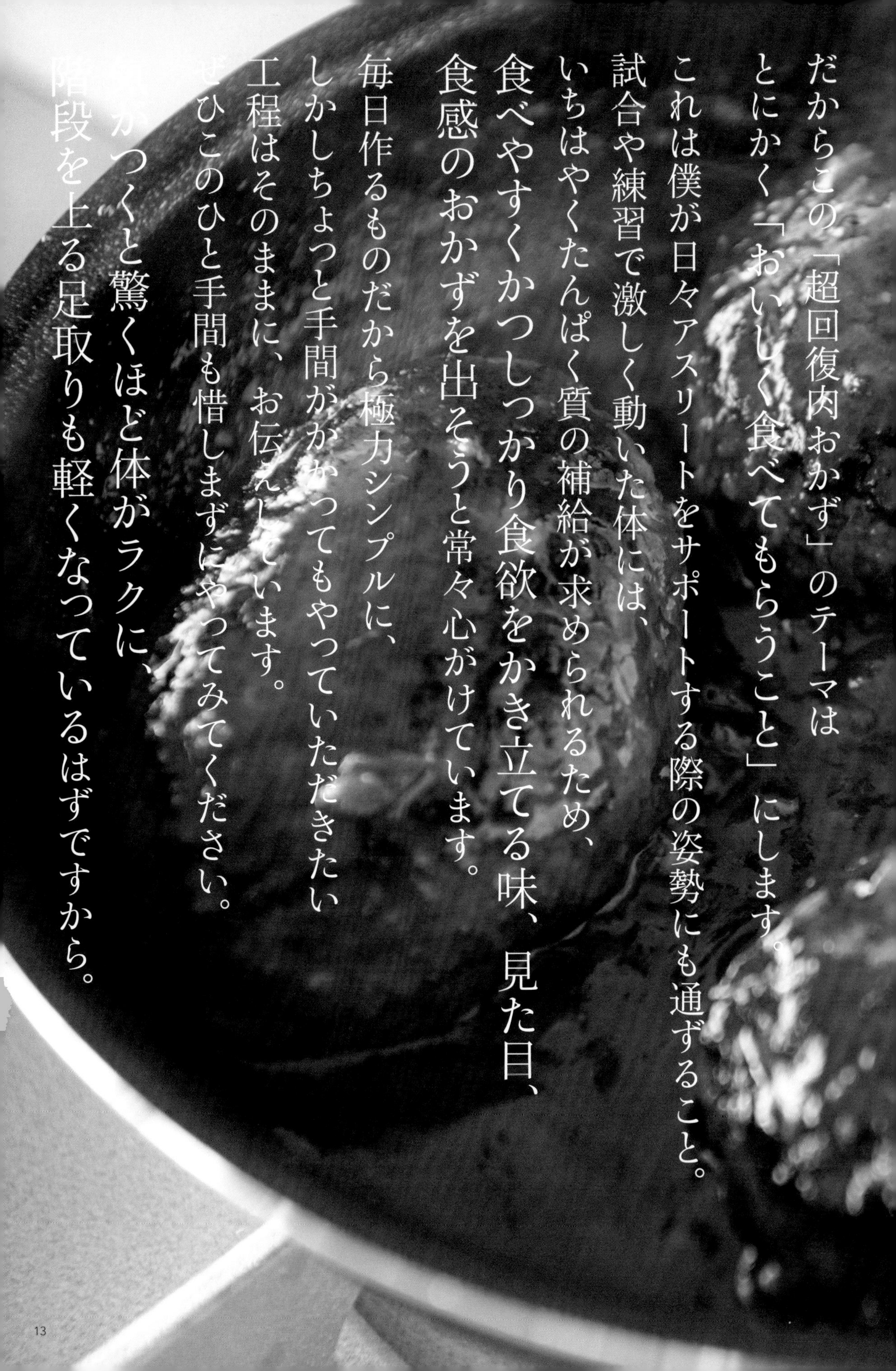

だからこの「超回復肉おかず」のテーマは
とにかく「おいしく食べてもらうこと」にします。
これは僕が日々アスリートをサポートする際の姿勢にも通ずること。
試合や練習で激しく動いた体には、
いちはやくたんぱく質の補給が求められるため、
食べやすくかつしっかり食欲をかき立てる味、見た目、
食感のおかずを出そうと常々心がけています。
毎日作るものだから極力シンプルに、
しかしちょっと手間がかかってもやっていただきたい
工程はそのままに、お伝えしています。
ぜひこのひと手間も惜しまずにやってみてください。
気がつくと驚くほど体がラクに、
階段を上る足取りも軽くなっているはずですから。

「食べて疲れを吹き飛ばせ！スタミナ豚しょうが焼き」

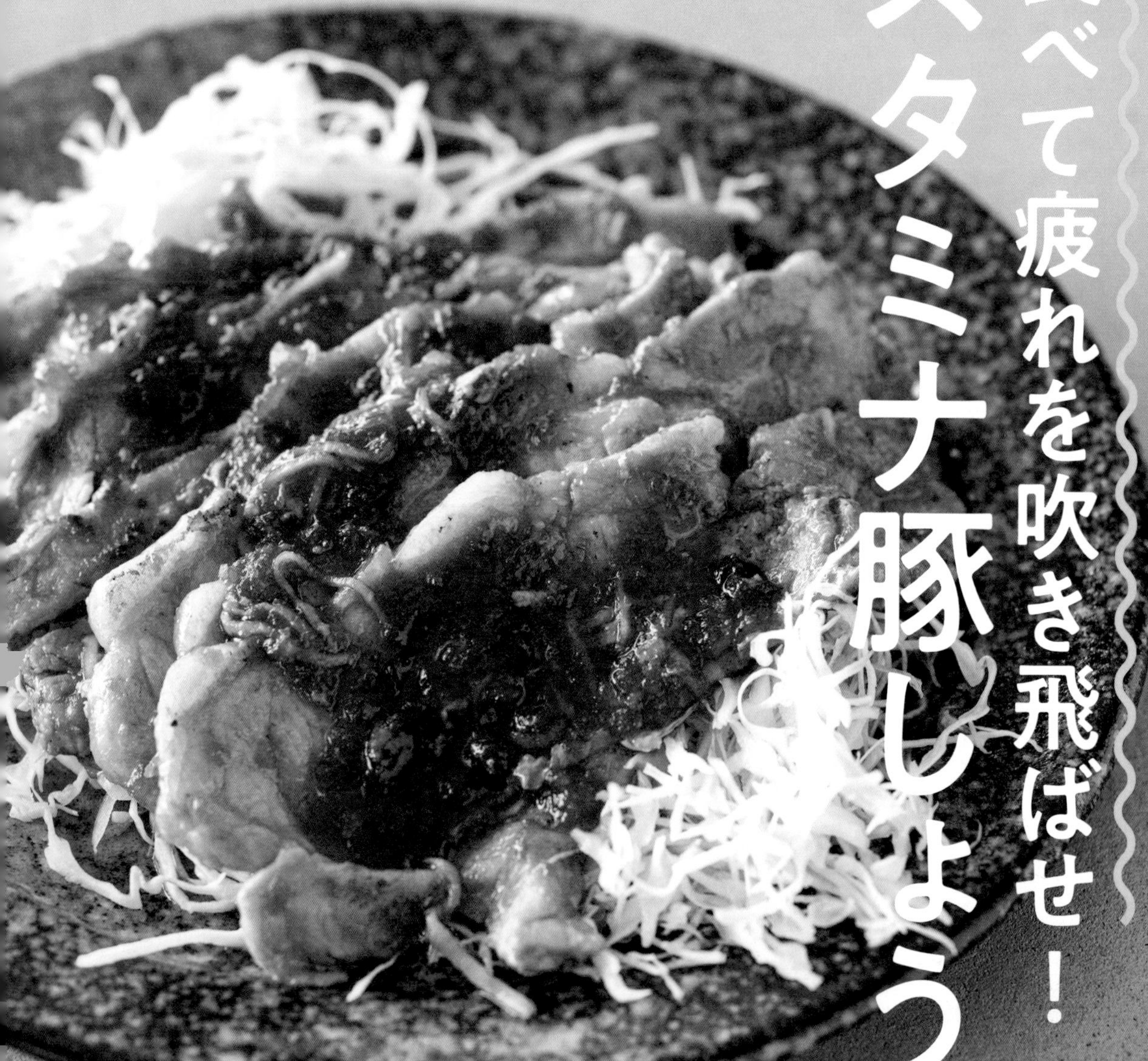

しょうが焼きといえば
玉ねぎは
薄切り派ですか？
それとも
すりおろし派ですか？
僕は断然すりおろし派。
やっぱり食べやすいのは
こっちだと思うんです。
激しい運動のあとや
食欲がないときは、
とにかく舌ざわりの
よいものを提供したいと
思っています。

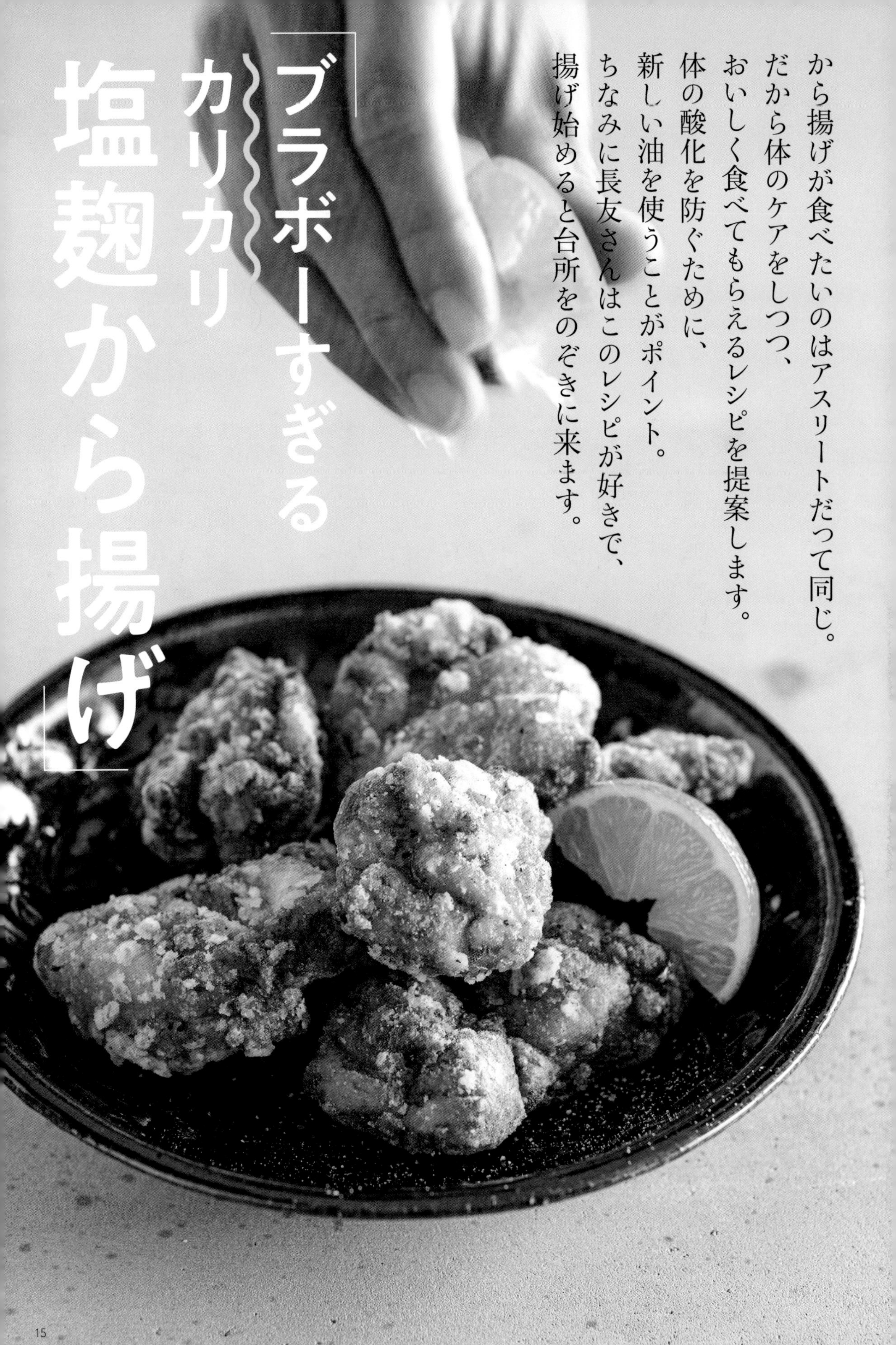

「ブラボーすぎる〜カリカリ塩麹から揚げ」

から揚げが食べたいのはアスリートだって同じ。
だから体のケアをしつつ、
おいしく食べてもらえるレシピを提案します。
体の酸化を防ぐために、
新しい油を使うことがポイント。
ちなみに長友さんはこのレシピが好きで、
揚げ始めると台所をのぞきに来ます。

食べて疲れを吹き飛ばせ！
スタミナ豚しょうが焼き

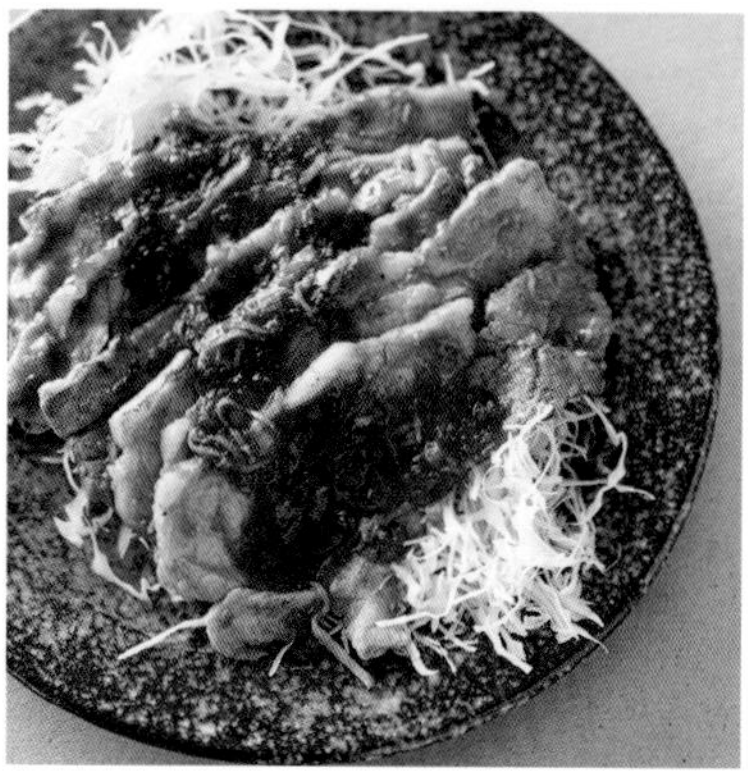

材料 ［2人分］

豚ロース肉（しょうが焼き用）…400g
しょうがのせん切り…4枚分

〈合わせ調味料〉

- 玉ねぎのすりおろし…1/4個分（60g）
- 砂糖…大さじ2
- しょうゆ、みりん…各大さじ2.5

小麦粉…小さじ2
米油（なければサラダ油）…小さじ2
キャベツのせん切り…1/6個分

下準備

- キャベツは冷水に3分ほどさらし、ざるに上げて水けをきる
- 合わせ調味料の材料はまぜ合わせる

超回復ポイント

豚肉×玉ねぎでスタミナアップ

ロース肉を使うことで、バラ肉に比べてたんぱく質量がアップ。玉ねぎに含まれるアリシンは豚肉に豊富なビタミンB_1の吸収率を高めます。

作り方

1 豚肉の下処理をし、小麦粉をまぶす

豚肉は余分な脂を切り落とし、脂身に2カ所ほど切り目を入れて筋切りをする。小麦粉を片面のみにまぶす。

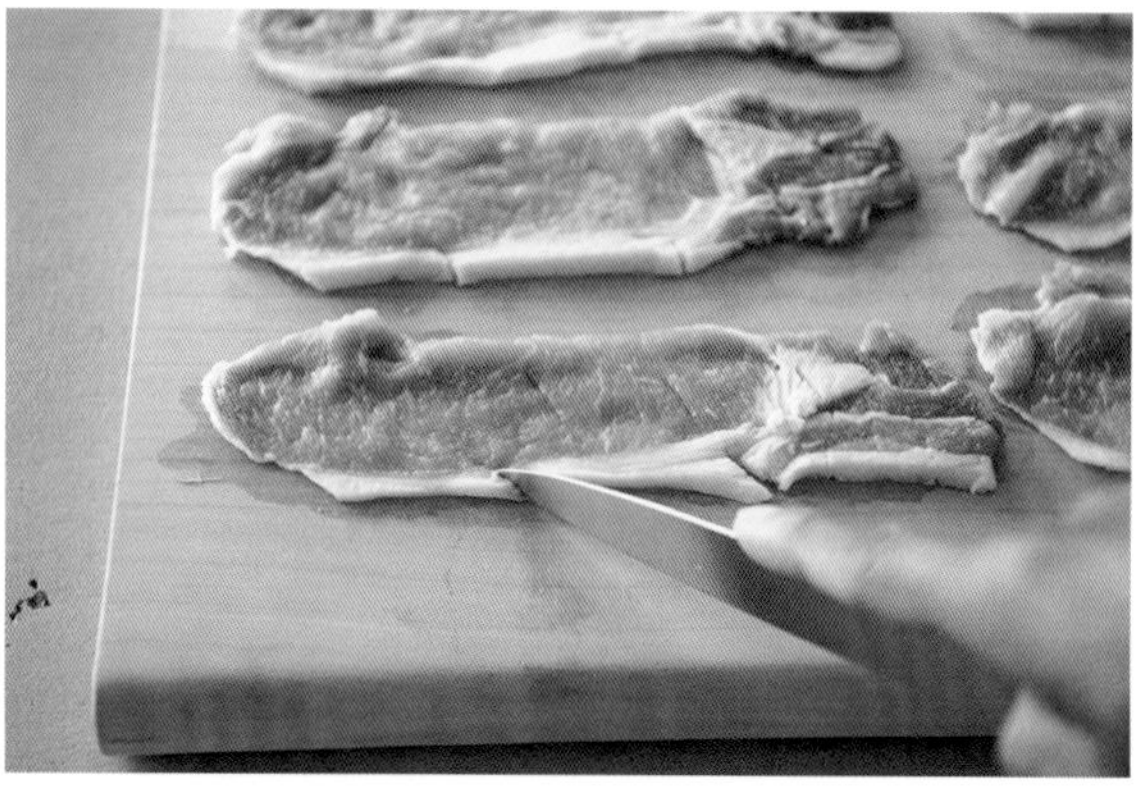

加藤シェフの
“ちょっとひと手間”

脂質を極力減らすべく、
豚肉の余分な脂は
少し手間でもとるのがよいです。
筋切りをすると肉が縮まず、
食べやすくなります。

2 焼いて、調味液と煮からめる

フライパンに米油を熱し、豚肉を並べ入れて強火で3分焼く。しょうがと合わせ調味料を加えて豚肉を返し、煮からめる。

3 盛りつける

器にキャベツを盛って、2をのせる。

1人分 680kcal	
たんぱく質	糖質
42.3g	28.6g

「ブラボーすぎる カリカリ 塩麹から揚げ」

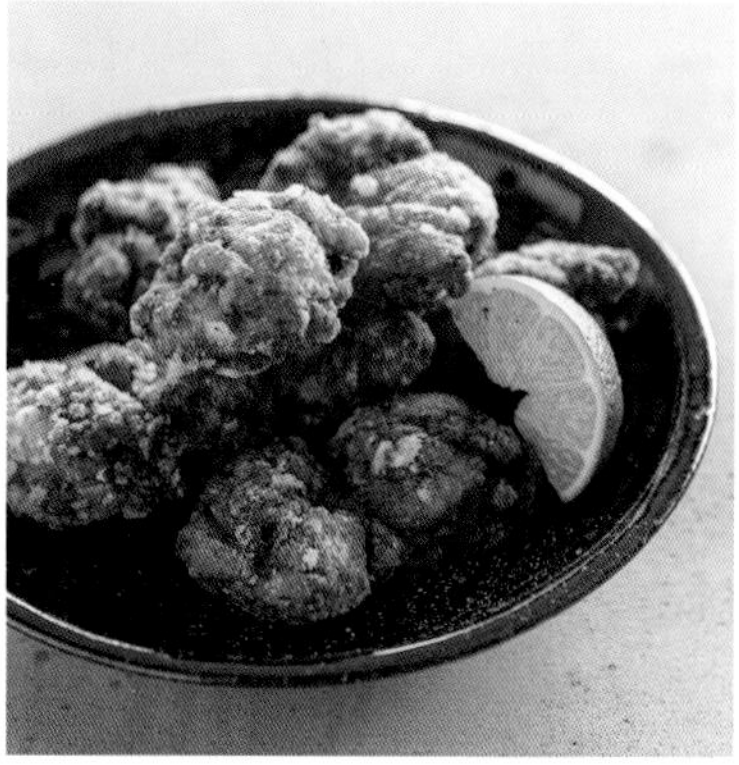

材料［2人分］

鶏もも肉…1枚（250g）

〈下味〉

- 塩麹…大さじ1
- にんにくのすりおろし…小さじ1/2
- しょうゆ…小さじ1

〈あられごろも〉

- かたくり粉…大さじ1
- 水…小さじ1/2

かたくり粉…大さじ3
米油（なければサラダ油）…適量

下準備

- 下味の材料をボウルに入れてまぜる
- バットにかたくり粉を入れる

超回復ポイント

油を選んで老化防止

油は新しいものを使うこと。また、米油には抗酸化成分が多く含まれるため、よりおすすめ。

作り方

1 鶏肉に下味をつける

鶏肉は皮と余分な脂をとり除き、一口大に切る。下味の材料の入ったボウルに入れてよくもみ込み、ぴっちりとラップをかけて冷蔵室で30分ほどおく。

2 かたくり粉をまぶす

1を冷蔵室からとり出す。かたくり粉の入ったバットに移し、全体にまぶす。それぞれ余分な粉をはたきながら、皿に一度とり出す。

3 あられごろもを作り、まとわせる

2のバットにあられごろもの材料を入れて、つまみ上げるようにしてだま状にする。2の鶏肉を戻し入れ、転がしながら表面にだまをつける。

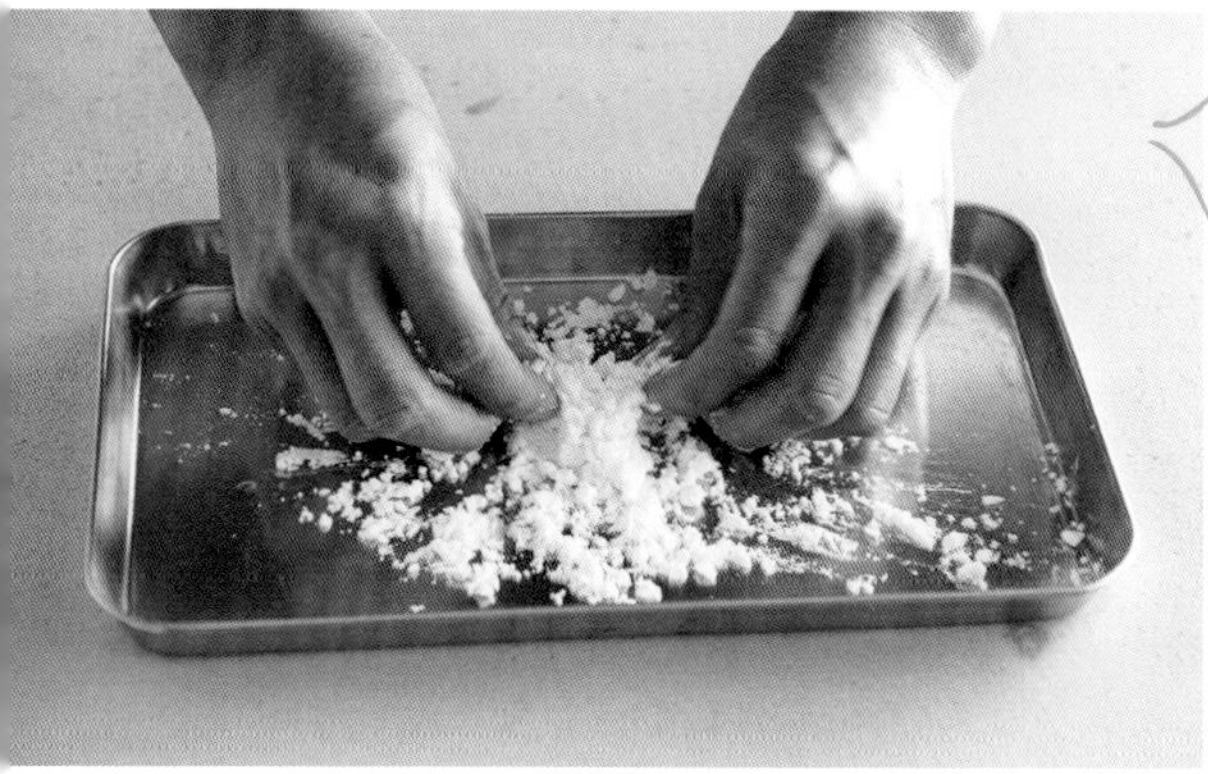

4 揚げる

揚げ鍋に米油を中温に熱し※、3を1つずつゆっくりと入れて1分ほどおく。上下を返しながらさらに3〜5分揚げ、ある程度火が通ったらときどき持ち上げて空気にふれさせながら、1〜2分揚げる。油をきって器に盛り、好みでレモンやライムを添える。

※ 菜箸などを入れて、すぐにシュワシュワとこまかい泡が立つ程度

加藤シェフの
“ちょっとひと手間”
あられごろもを作ることで
ザクザクとした食感を出し、
より満足感が得られます！
お弁当に入れるときは、
かたくり粉を米粉に変更すると
食感キープに。

1人分 372kcal	
たんぱく質	糖質
21.4g	18.2g

瞬速エナジーチャージ

「ハンバーグ とろ〜り温たま添え」

激しい運動のあとや
ハードな仕事のあと、
もうかむのもめんどうで
食事自体を放棄したくなること
ありませんか。
そんなときはハンバーグです！
ステーキほどかまなくてもいいし、
すばやくたんぱく質を補給できる。
小さなお子さんのいるご家庭では
えびやにんじんのみじん切りも加えて
より栄養たっぷりにしても。

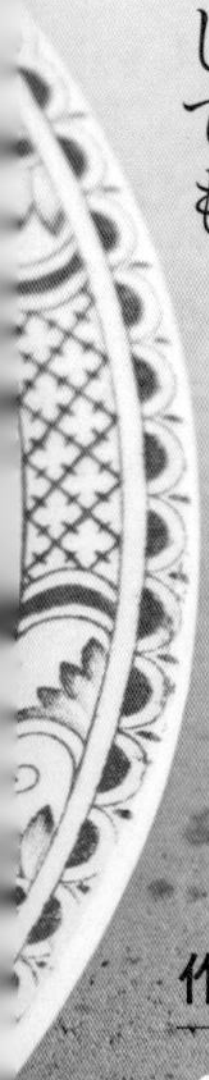

加藤シェフの
“ちょっとひと手間”
玉ねぎをいためることで、
甘みを引き出します！
また凍らせることで成形時に
肉がだれにくく
扱いやすくなります。

作り方

1 玉ねぎを凍らせる

フライパンにオリーブ油を熱し、玉ねぎと塩ひとつまみ（分量外）を入れ、弱火で10〜15分いためる。あら熱がとれたらバットに移してぴっちりとラップをかけ、冷凍室に30分以上入れて凍らせる。

2 肉だねを作る

ボウルにひき肉、塩とこしょう、ジャムを入れ、ざっくりまぜ合わせる。玉ねぎを冷凍室からとり出し、フォークなどであらくつぶす。玉ねぎとパン粉、とき卵を加え、しっかりとまぜて４等分にする。

加藤シェフの
“ちょっとひと手間”
ブルーベリージャムを
加えることで酵素が働き、
よりやわらかな仕上がりに。
ガーリックパウダーや
パプリカパウダーを
加えると、いっそう風味が
豊かになります。

3 成形する

2 の1/４量を手にとって俵形にし、キャッチボールをするように数回手のひらに投げつけて空気を抜く。まん中に親指でくぼみをつける。残りも同様にする。

4 焼いて、ソースで煮詰める

フライパンを熱し、3 を並べ入れる。上下を返し、両面こんがりと焼き色がつくまで焼く。ソースを加えてふたをし、ときどき返しながら弱火で5〜10分煮る。

5 盛りつける

肉に火が通ったら、器に盛り、煮汁をかける。温泉卵を添えて、パセリを散らす。

1人分
360kcal
たんぱく質 21.8g
糖質 18.8g

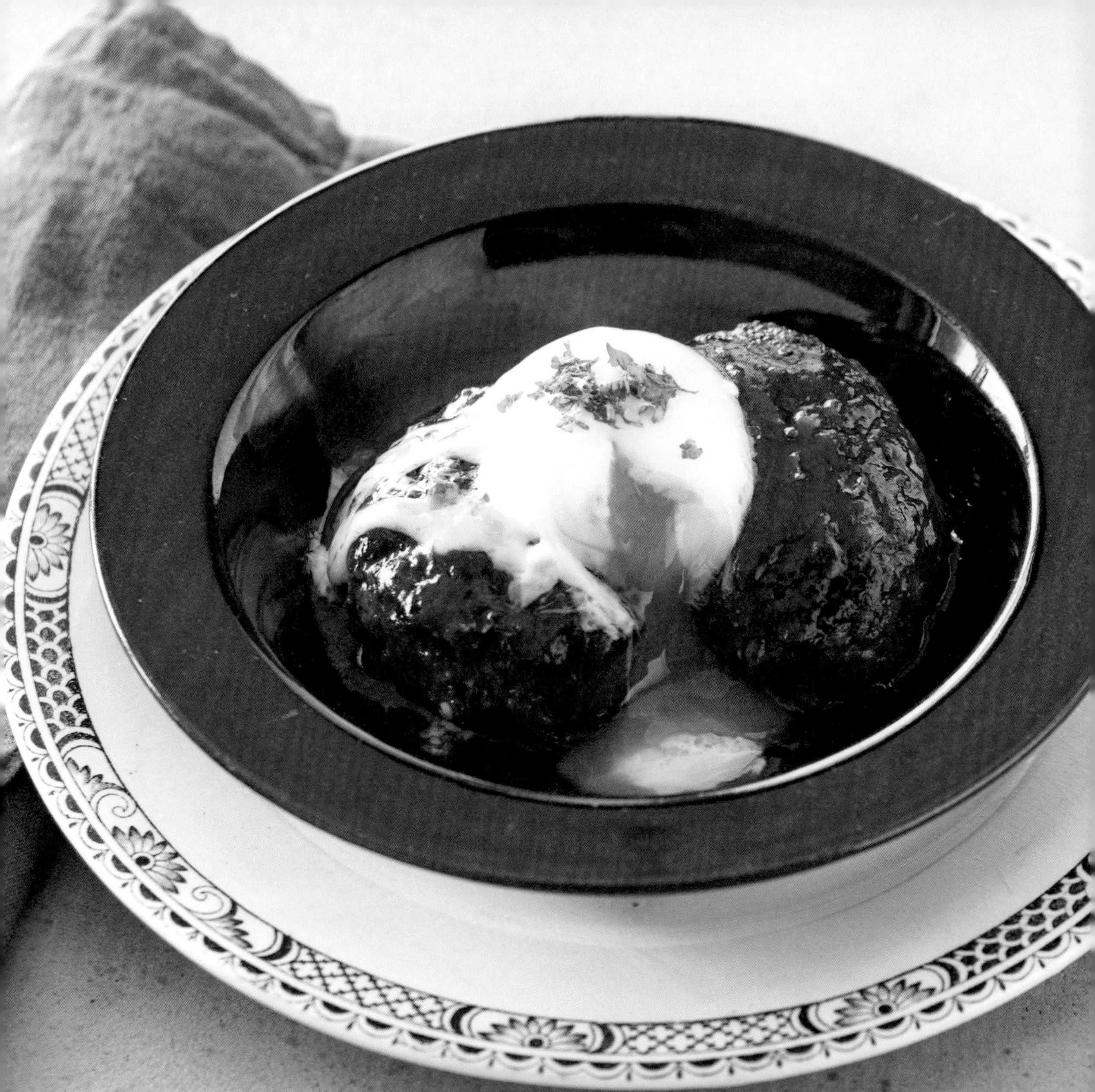

玉ねぎたっぷり やわらかハンバーグで 即効チャージ

超回復ポイント

やわらかなハンバーグは、疲れたときでも無理なくたんぱく質がチャージできます。温泉卵をのせることでさらにたんぱく質量アップ。

材料［2人分］

〈たね〉

合いびき肉…200g
塩、こしょう…各少々
ブルーベリージャム…少々
玉ねぎのみじん切り…1個分
とき卵…1/2個分
パン粉…20g
ガーリックパウダー、パプリカパウダー
…各少々

〈ソース〉

鶏ガラスープのもと…小さじ1
水…50ml
トマトケチャップ、中濃ソース…各大さじ1

オリーブ油…小さじ1
温泉卵…2個
パセリのみじん切り…少々

下準備

- ソースの材料はまぜる

加藤シェフの
“ちょっとひと手間”

ソースはケチャップのかわりに
トマトピューレ大さじ1と
ラカントS小さじ1にかえても◎。
糖質量が気になる人には
おすすめです。

「低糖質高たんぱくなプロテイン餃子」

糖質を避けたい人にすすめたい、皮を油揚げで代用した、たんぱく質ずくめの餃子です。コツコツ包む手間も省けて、お疲れの日にはちょうどいい。油揚げがもつ油分で焼くことができるので、余分な脂質もとらずにすみます。

材料 ［2人分］

豚ひき肉…150g
キャベツ…1/6個
にら…1/2束
油揚げ…2枚

〈合わせ調味料〉

鶏ガラスープのもと…小さじ1
しょうゆ…小さじ1/2
オイスターソース…小さじ1
砂糖…小さじ1/2
しょうがのすりおろし…小さじ1/2

下準備

- 油揚げは縦に2等分にする
- キャベツとにらはそれぞれあらいみじん切りにする
- 合わせ調味料の材料はまぜる

作り方

1 あんを作る

ボウルにキャベツとにらを入れ、塩少々(分量外)を加える。塩もみし、しっかりと水けをしぼる。ひき肉と合わせ調味料の材料をすべて加え、粘りけが出るまでよくまぜ合わせる。

2 油揚げにあんを詰める

油揚げの切り目を開き、1の1/4量を詰める。残りも同様にする。

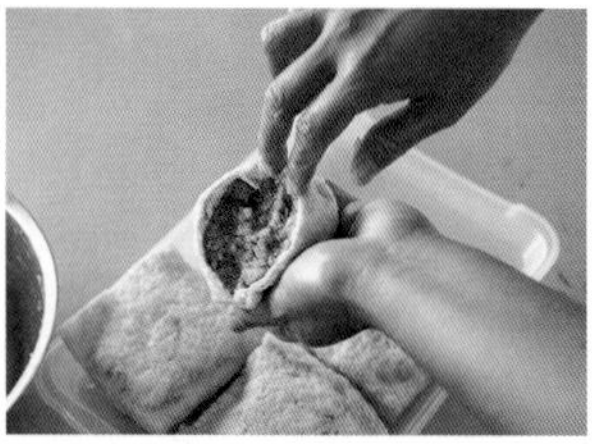

3 ふっくらと焼き上げる

フライパンを熱し2を入れて、ふたをし弱火で5〜10分蒸し焼きにする。上下を返し、さらに5〜10分蒸し焼きにする。全体にふっくらとしたら火を止め、食べやすい大きさに切って器に盛る。

1人分
306kcal

たんぱく質	糖質
22.5g	5.5g

超回復ポイント

糖質カット＋グルテンフリー！

小麦粉が体質に合わない人でも食べられる餃子。糖質をコントロールしている人にもおすすめ。

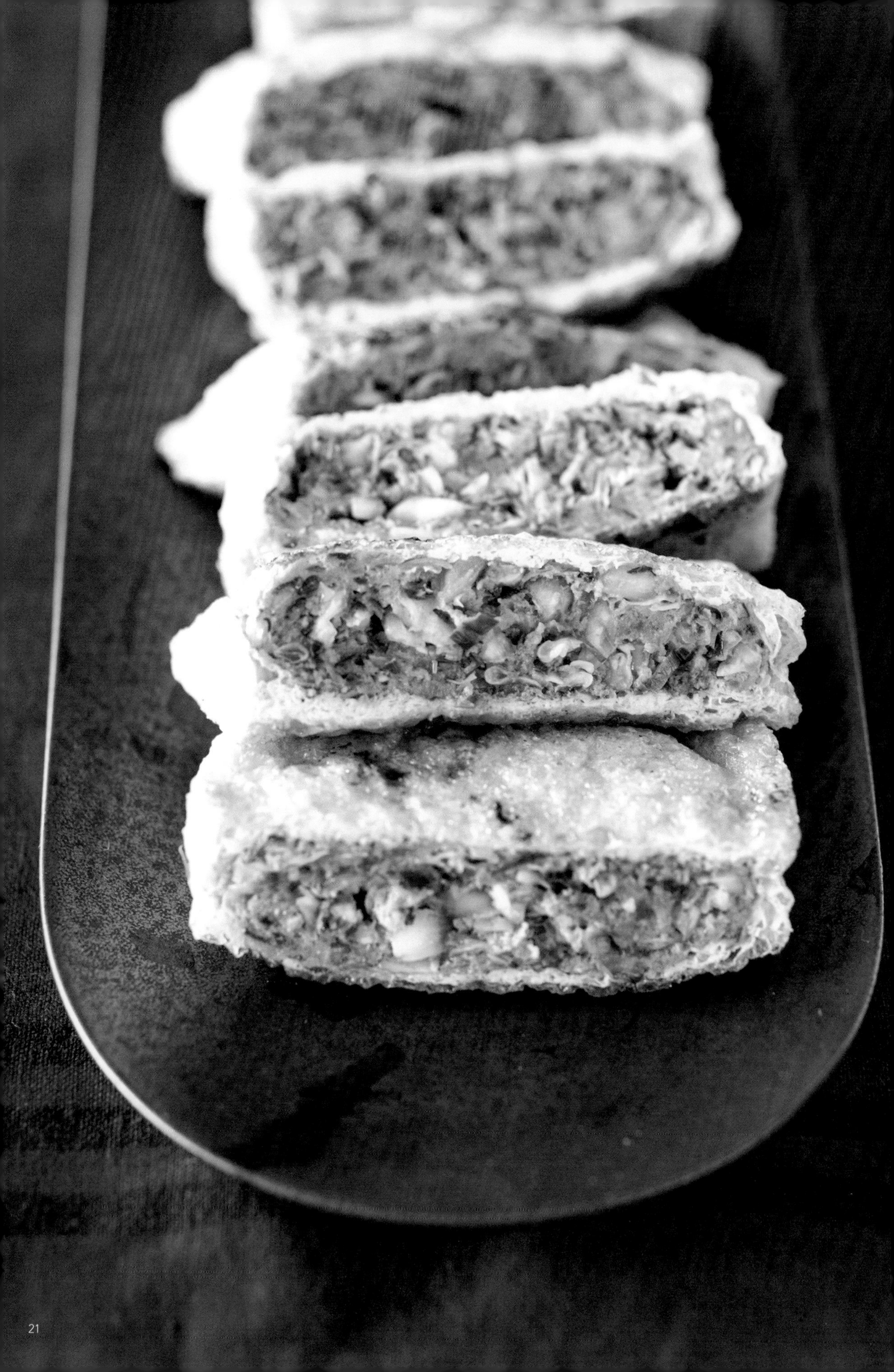

「食欲スイッチオン　ガーリックチキンステーキ」

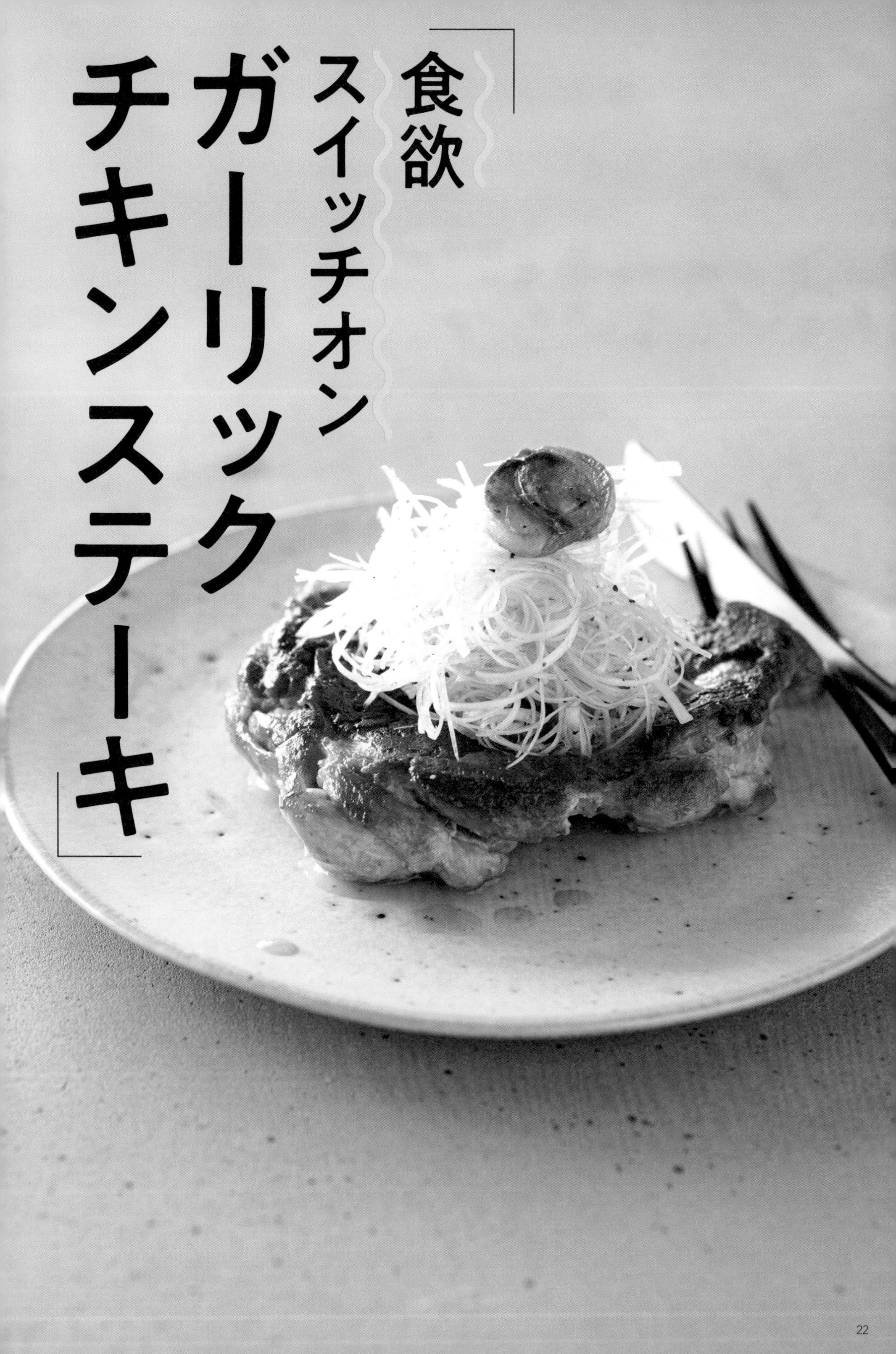

僕流のチキンステーキの焼き方は
あれこれとにかく動かさず、
「じっくり向き合う」こと。
あせってぎゅうぎゅうと焼き目をつけるのではなく、
弱火でじわじわ〜っと火を通します。
こうすることで
皮面がパリパリとした
ジューシーなチキンステーキに
なるんです。

材料［2人分］

鶏もも肉…1枚（300g）
にんにく…1かけ
塩、黒こしょう…各少々

〈ねぎだれ〉
白髪ねぎ…1/2本分
ごま油…大さじ1
塩、黒こしょう…各少々

ごま油…小さじ2

下準備

- ねぎだれの材料はまぜる
- にんにくは包丁の腹で押しつぶす

作り方

1 鶏肉の下処理をする

鶏肉の余分な脂と筋をとり除き、塩とこしょうを振る。

2 ねぎだれににんにくを加える

フライパンにごま油とにんにくを入れ、弱火で熱する。にんにくがきつね色になったらとり出し、ねぎだれとともにまぜる。

3 鶏肉を焼く

2のフライパンに鶏肉を皮目から入れる。キッチンペーパーで余分な脂をふきとりながら弱火で5〜10分焼く。きつね色になったらふたをし、5分ほど蒸し焼きにする。

4 盛りつける

3のふたをとり、フライパンの余分な水分をキッチンペーパーでふきとる。皮目がこんがりとするまでさらに3〜5分焼きつける。器に盛って2をのせる。

加藤シェフの
“ちょっとひと手間”

余分な脂や水分は
こまめにふきとることで、
確実にパリッとした
食感に仕上がります。

超回復ポイント

仕上げのねぎとにんにくが肝！

高たんぱくな鶏もも肉に、にんにくとねぎの香りが食欲を増す効果あり。

1人分
388kcal

たんぱく質	糖質
25.5g	2.3g

「カラダをねぎらう
ねぎ塩トンテキ」

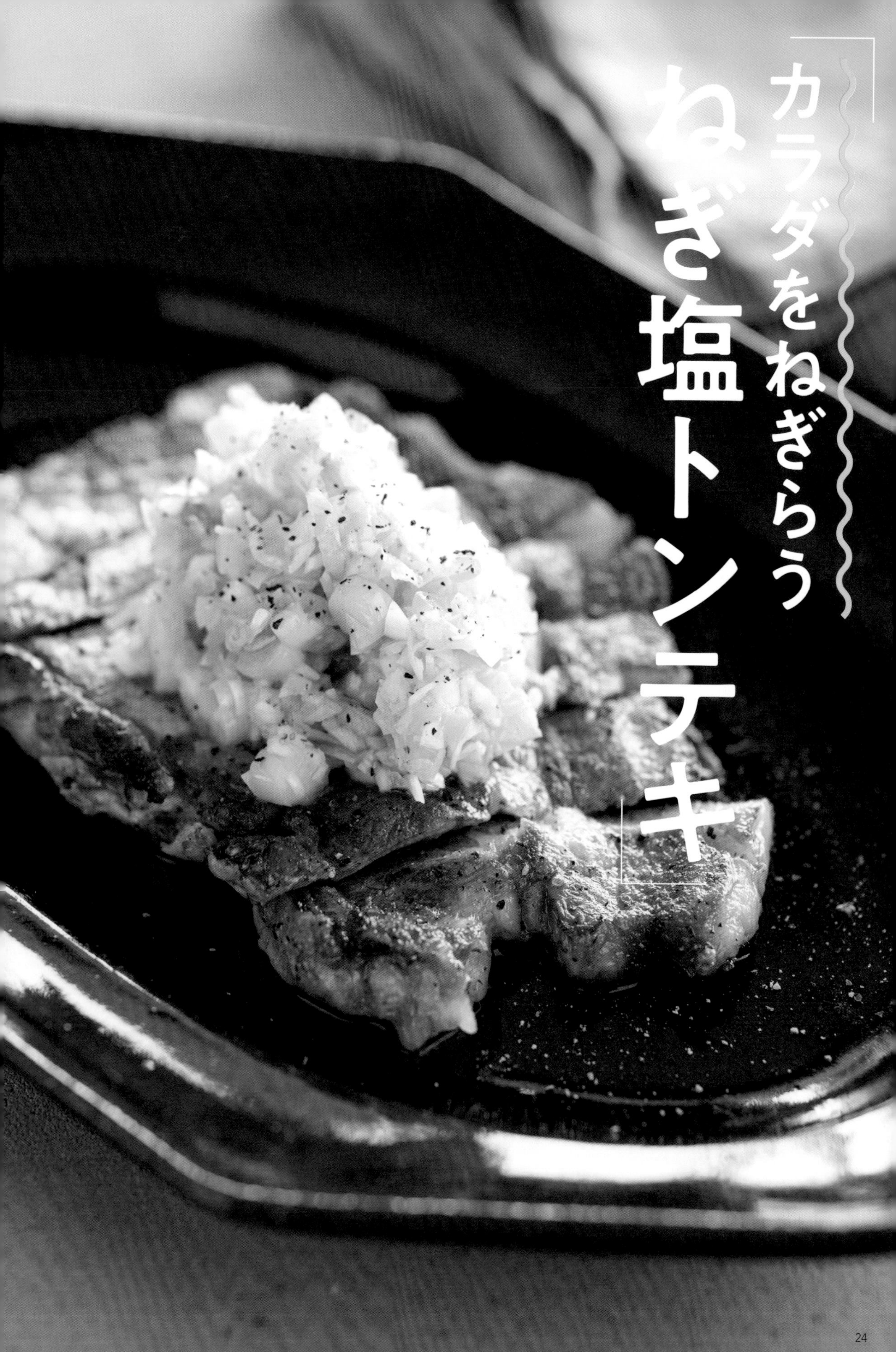

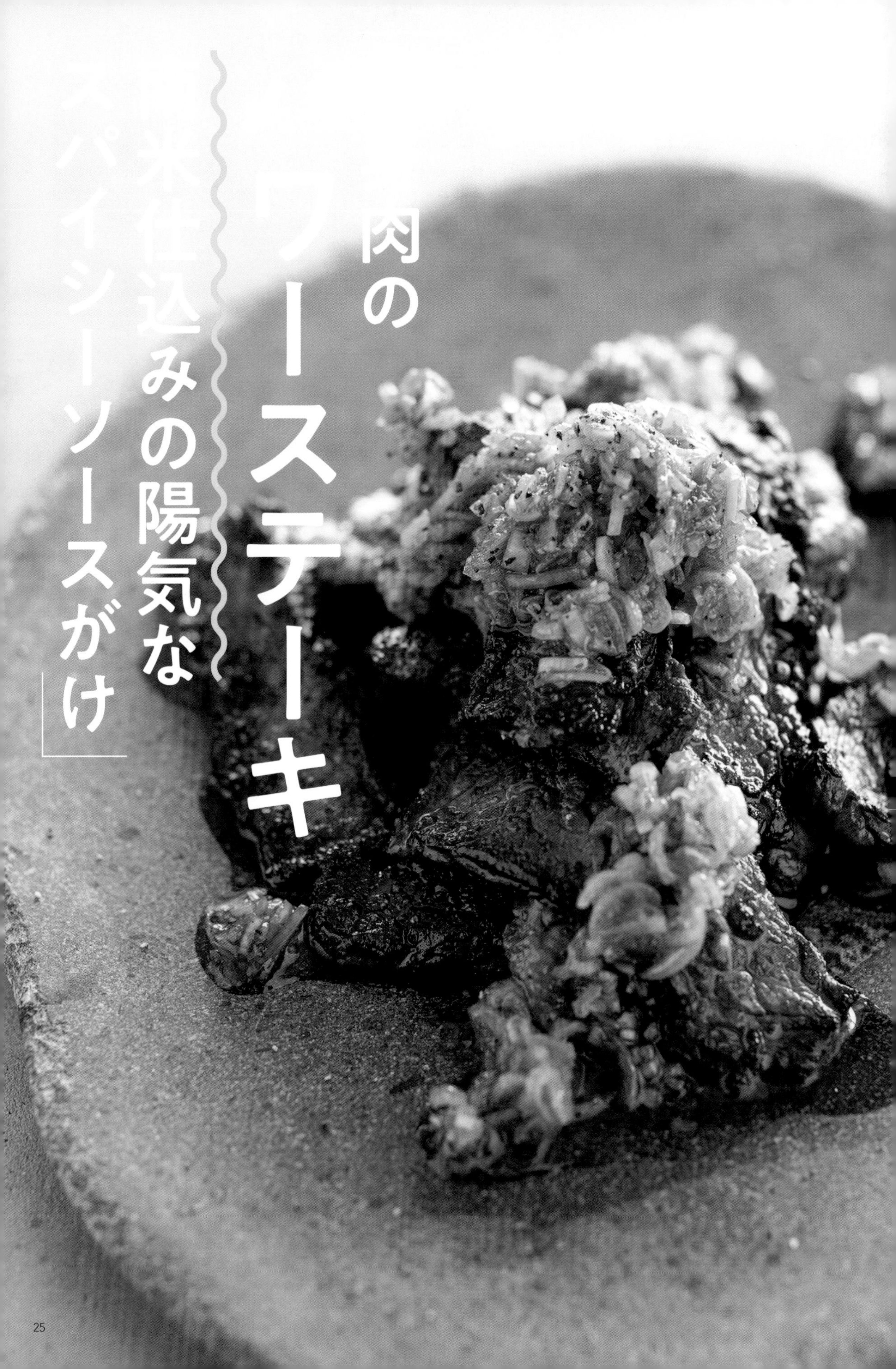
肉の
ワーステーキ
米仕込みの陽気な
スパイシーソースがけ」

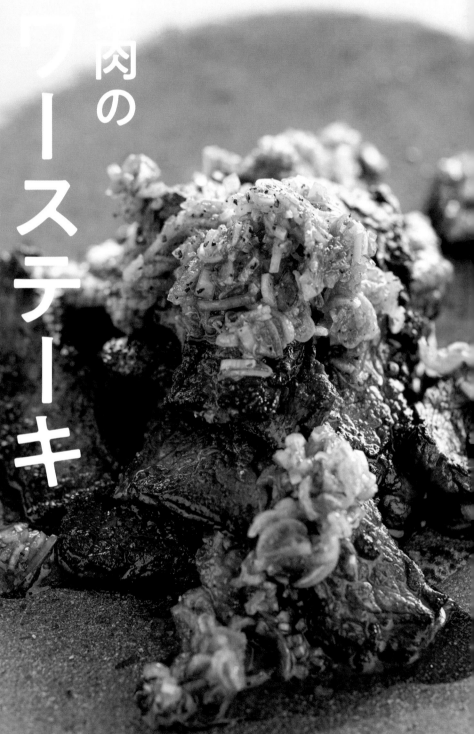

「カラダをねぎらう
ねぎ塩トンテキ」

じつは皆さんにぜひ推したいのが、かかっているねぎ塩だれ。え、そこ？って思われるかもしれませんが……にんにくにごま油、レモンをきかせた「くせになる」味で、多めに作って保存しておけばあとは肉を焼いてかけるだけ。りっぱな超回復おかずになります。めんにも合うので、食欲がわかないときにもおすすめです。

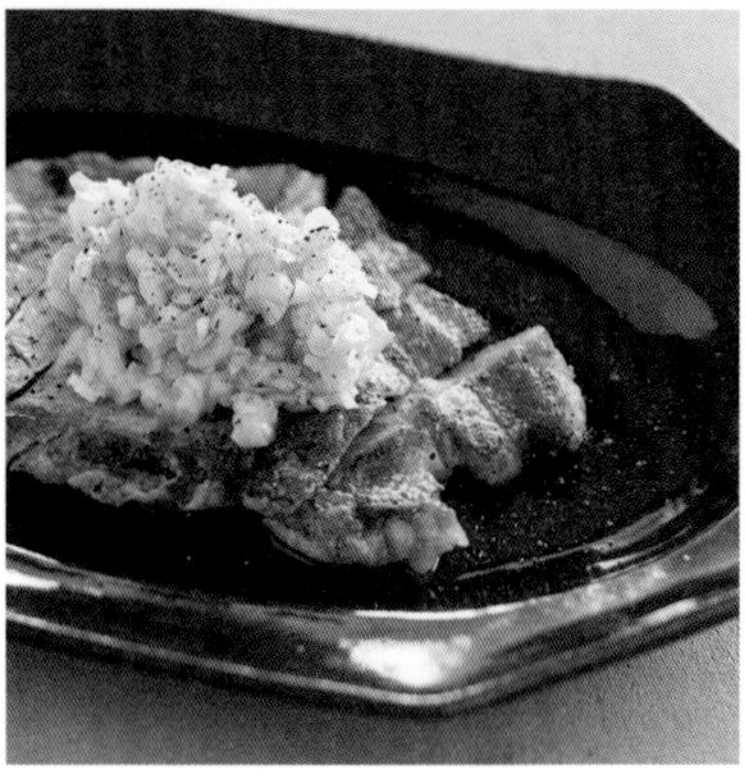

超回復ポイント

豚肉のビタミンB群はエネルギーづくりに欠かせない

豚肉のビタミンB_1とねぎの白い部分に含まれるアリシンが合わさることで糖質をエネルギーにかえる働きがアップ。さらに、塩だれに含まれるレモンのビタミンCで回復力アップ。

材料［2人分］

豚肩ロース肉（とんカツ用）…2枚
塩、黒こしょう…各少々

〈ねぎ塩だれ〉（作りやすい分量）

- ねぎの白い部分のみじん切り…1本分
- にんにくのすりおろし…小さじ1/2
- 鶏ガラスープのもと、塩、砂糖…各小さじ1/2
- ごま油…大さじ2
- 黒こしょう…少々
- レモン汁…1個分

オリーブ油…小さじ1

下準備

- ねぎ塩だれの材料はまぜる

作り方

1 豚肉の下処理をする

豚肉は脂身に数カ所切り込みを入れ、筋切りをする。塩とこしょうを振る。

2 焼く

フライパンにオリーブ油を熱し、豚肉を入れる。強火にし1分焼き、火を弱めさらに1分加熱する。豚肉を返して再び強火で1分焼き、ふたをし弱火で1分蒸し焼きにする。

3 余熱で蒸らす

2をアルミホイルにとり出して包み、3分ほど蒸らす。一口大に切って器に盛り、ねぎ塩だれ適量をかける。

1人分
386kcal

たんぱく質	糖質
17.9g	5.0g

加藤シェフの
“ちょっとひと手間”

余熱で蒸すことで、
肉がよりしっとりと
やわらかな食感になります。

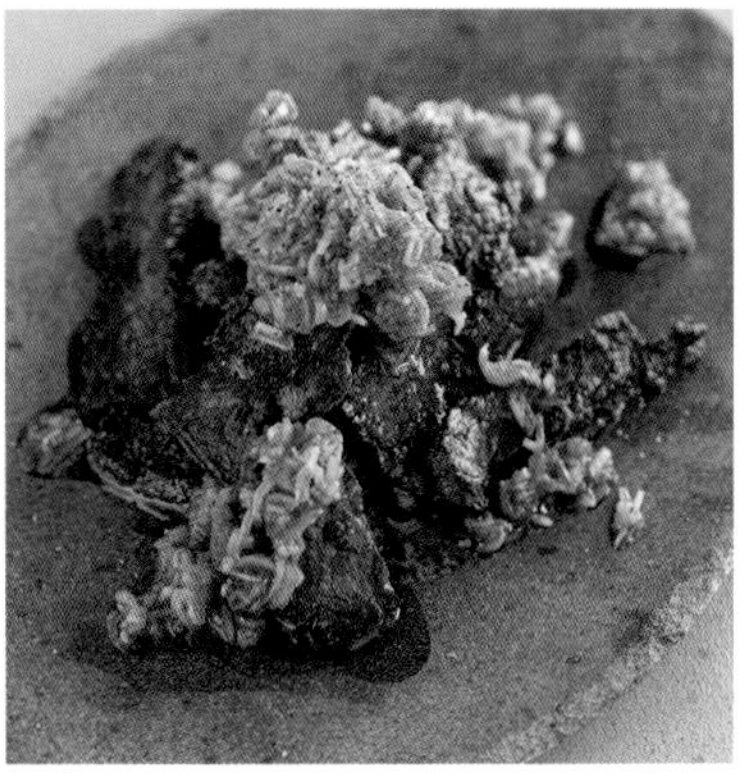

「赤身肉のパワーステーキ 南米仕込みの陽気なスパイシーソースがけ」

「チミチュリソース」というアルゼンチン生まれの香菜の辛いソースからインスパイアを受けたレシピ。長友さんの海外リーグ在籍時に、同行して学んだ味です。ねぎと七味でアレンジし和風仕立てにしました。

超回復ポイント

筋肉量をアップしたいなら赤身！

ハラミやステーキ用肉など、赤身肉を選ぶと脂質をよりカットできます。赤身肉は筋肉量アップのためにもおすすめ。

加藤シェフの“ちょっとひと手間”

肉はステーキ用肉でもOK。脂身に切り込みを入れ、筋切りしておくと食感よく仕上がります。

材料［2人分］

焼き肉用牛肉（ハラミなど）…200g
塩、黒こしょう…各少々

〈スパイシーソース〉

- ねぎの青い部分のみじん切り…30g
- 塩…少々
- しょうゆ…小さじ1
- すし酢…4g
- 七味とうがらし…少々
- オリーブ油…大さじ1

下準備

- スパイシーソースの材料はまぜる

作り方

1 牛肉に下味をつける

牛肉は塩とこしょうを振る。

2 焼く

フライパンに油を引かずに高温に熱する。1を並べ入れ、中火にして1分ほど焼く。返してさらに1分焼く。

3 盛りつける

器に盛り、スパイシーソースをかける。

1人分 351kcal
たんぱく質 15.3g
糖質 1.7g

「鶏むね&ブロッコリーの罪なきグラタン」

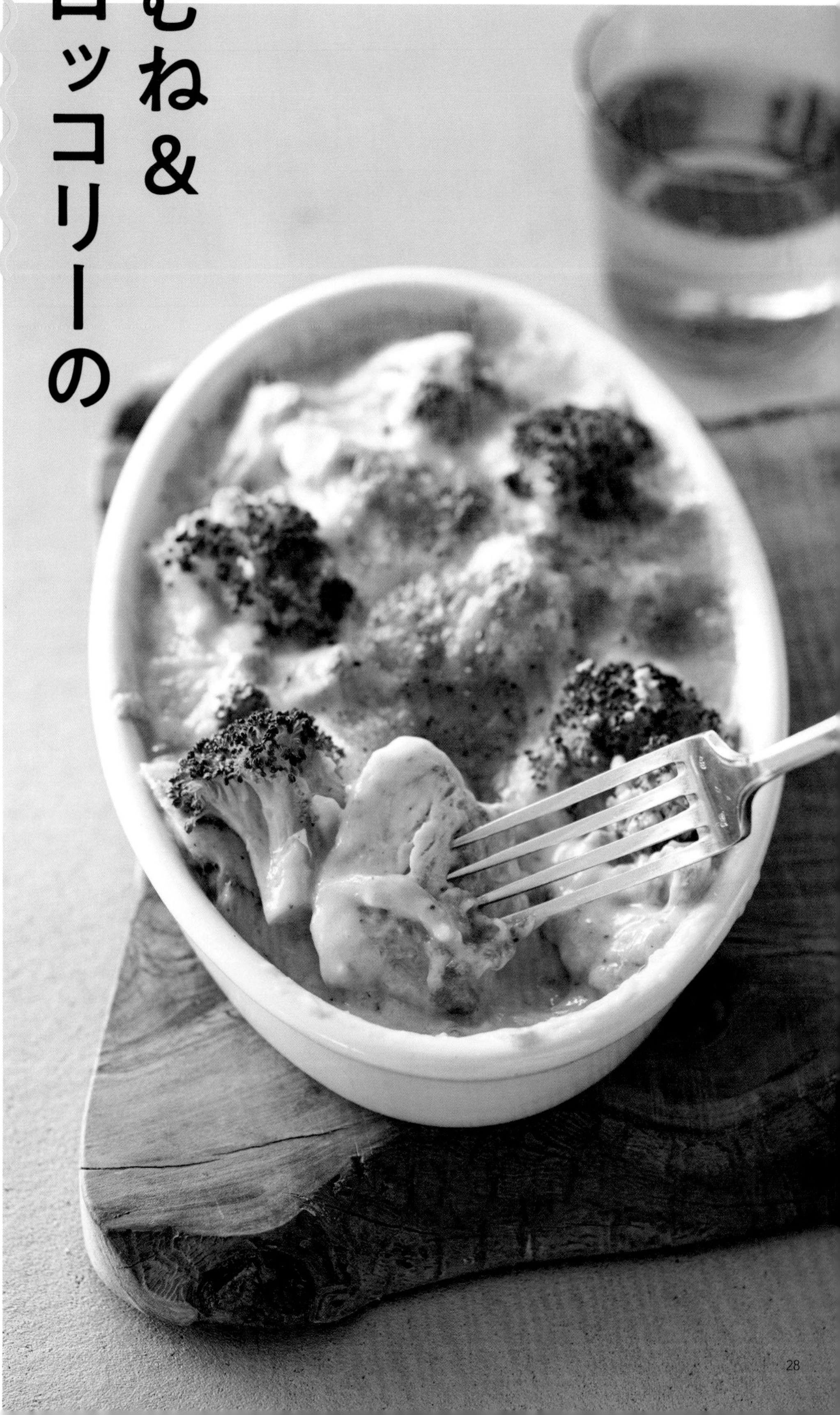

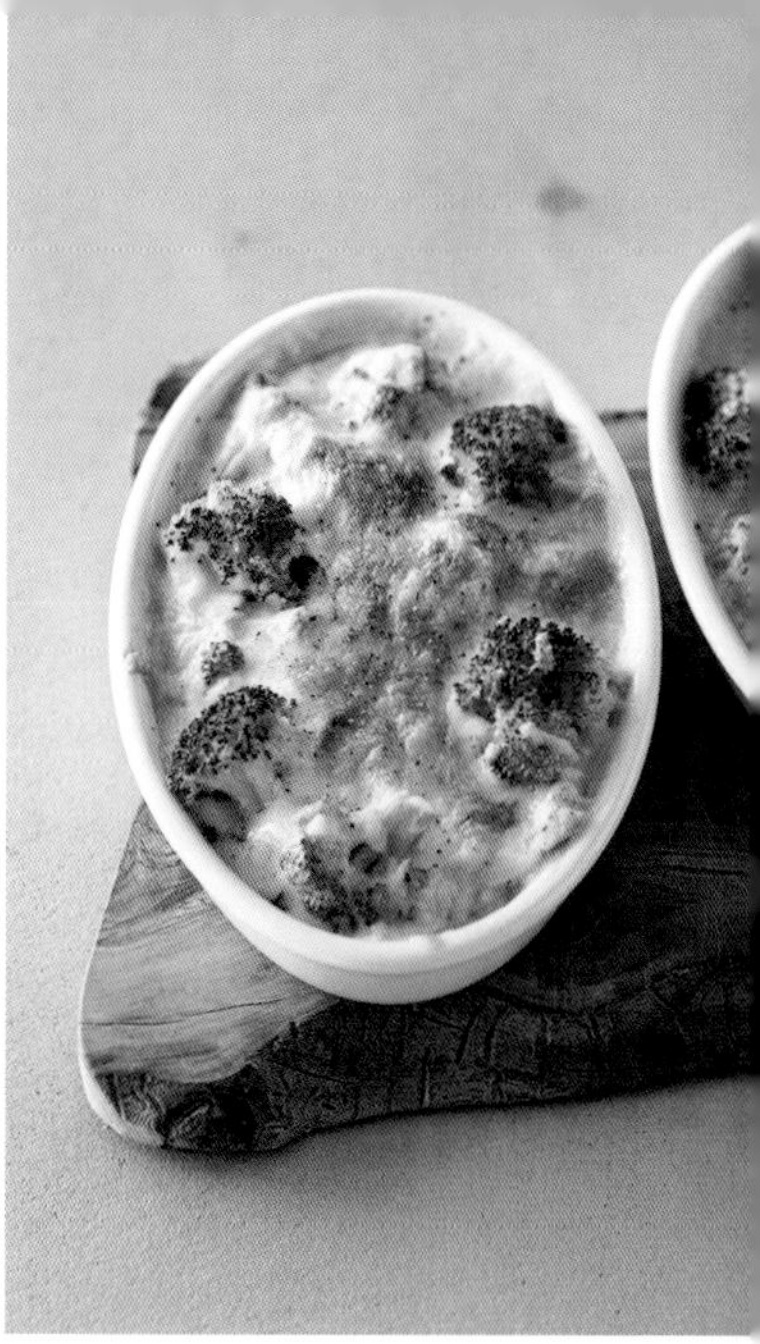

たんぱく質中心の食生活にしたとき、
鶏むねとブロッコリーのレシピは定番ですよね。
ただそれらをゆでるだけだと
味けないという人に向けたのがこのチーズグラタンです。
これなら最小限の脂質だからがまんせず食べられます。

超回復ポイント

完璧すぎる回復のひと皿

低脂質高たんぱくな鶏むね肉にビタミンCが豊富なブロッコリーを合わせることで、疲労回復のための相乗効果を発揮。適量のチーズをのせれば、たんぱく質量アップに。

材料 ［グラタン皿2皿分］

鶏むね肉…1枚（300g）
玉ねぎの薄切り…1/2個分（150g）
ブロッコリー…1個（150g）

〈ホワイトソース〉
牛乳…300ml
小麦粉…大さじ2
鶏ガラスープのもと…大さじ1

塩、黒こしょう…各少々
小麦粉…大さじ1
ピザ用チーズ…60g
バター（食塩不使用）…10g

下準備

- ブロッコリーは小房に分ける
- 鶏肉は皮と余分な脂をとり除き、そぎ切りにする
- シェイカーやふたつきの容器などにホワイトソースの材料を入れ、粉けがなくなるまで振る

作り方

1 ブロッコリーを加熱する

耐熱容器にブロッコリーを入れ、水小さじ1を振る。ふんわりとラップをかけ電子レンジ（600W）で1分30秒加熱する。

2 鶏肉に小麦粉をまぶす

鶏肉に塩とこしょうを振り、小麦粉をまぶす。

3 ホワイトソースを作る

フライパンにバターを熱し、玉ねぎと塩ひとつまみ（分量外）を入れてきつね色になるまでいためる。鶏肉を加えてさらにいため、肉の色が変わったらホワイトソースを加えてとろみがつくまでまぜる。

4 オーブントースターで焼く

耐熱皿に3、1の順に等分に広げ入れ、チーズをそれぞれに散らす。オーブントースターで6〜8分焼く。

加藤シェフの
“ちょっとひと手間”

小麦粉を鶏肉にまぶすと、
肉の水分を守る
コーティングに。
しっとりとした食感に
仕上げることができます。

1皿分 471kcal	
たんぱく質	糖質
51.8g	25.3g

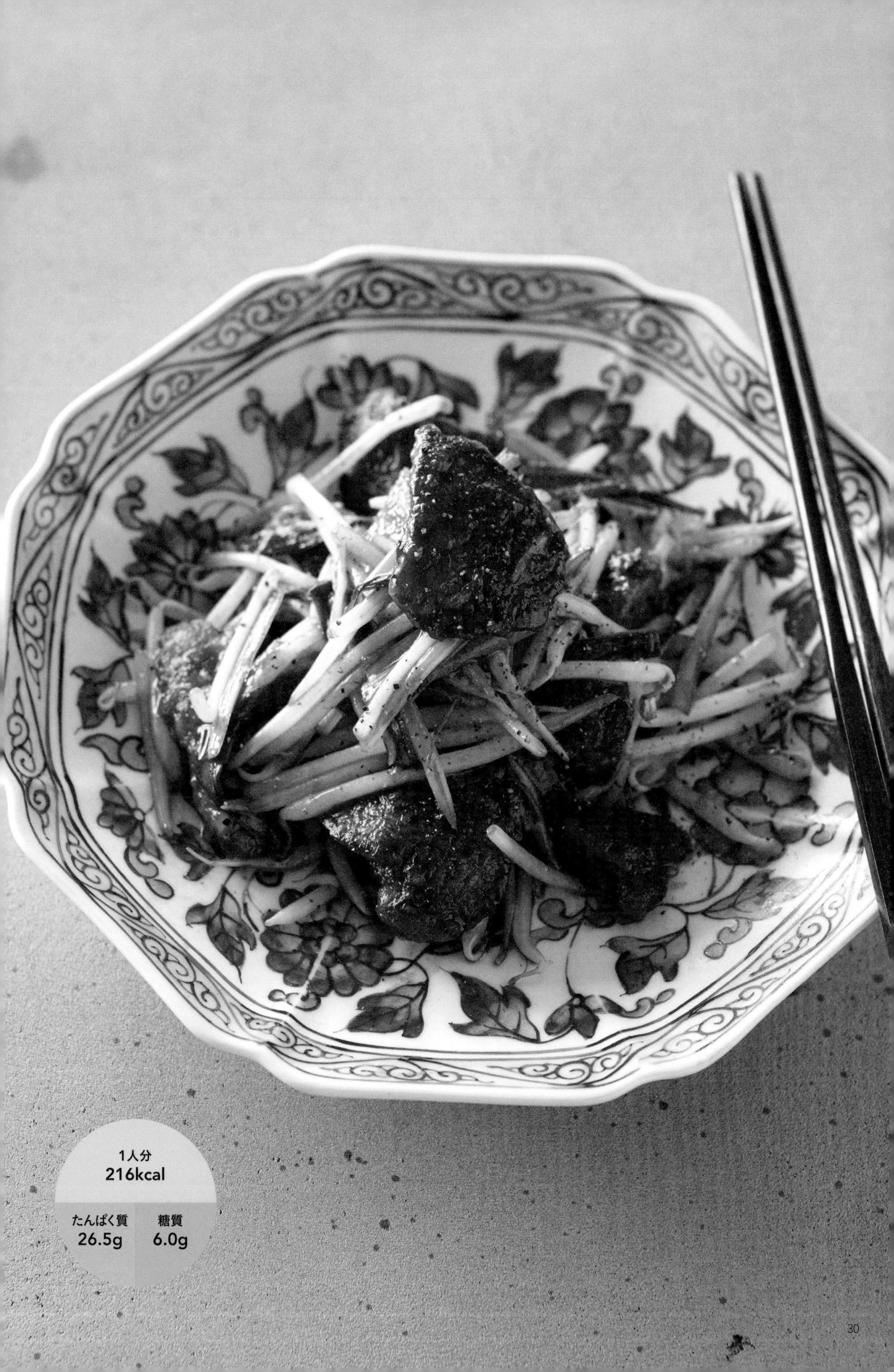

1人分
216kcal

たんぱく質	糖質
26.5g	**6.0g**

「鉄分の王様　週に一度は　鶏レバニラいため」

このレシピ、できたてをすぐ食べてほしいです！　ふわっととろけるようなレバーの食感を楽しめるかは時間勝負。調理も同じで、あんまり神経質に火を通しすぎないことがポイントです。あと僕はハツ入りのレバーをいつも選んでいます。単純なレバにらより、ちょっとハツが入っているとうれしい気持ちに。ぜひ週1回は作ってほしいです。

超回復ポイント

鉄分たっぷり　貧血予防

レバーに豊富な鉄分は、貧血予防に◎。また、体への吸収率も高いです。

材料［2人分］

鶏レバー…250g
もやし…1袋（200g）
にら…1/3束
オイスターソース…大さじ1
しょうゆ…小さじ1
塩、黒こしょう…各少々
かたくり粉…大さじ1/2
ごま油…大さじ1

下準備

- にらは5㎝幅に切る

作り方

1　レバーの下処理をする

レバーはあればハツと切り分けて、白い筋をとり除く。ハツは切り込みを入れて血合いをとり除き、レバーは大きければ一口大に切る。それぞれボウルに入れてたっぷりの水に10分ほど浸す。

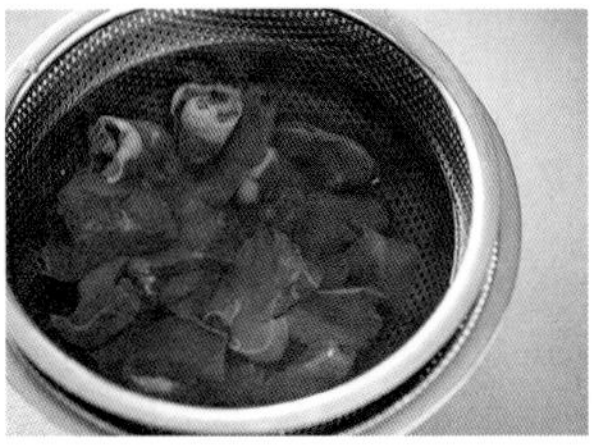

2　かたくり粉をまぶす

流水にさらしながらレバーの血合いをとり除き、キッチンペーパーで水けをしっかりとふきとる。塩とこしょうを振って、かたくり粉をまぶす。

3　具をいためる

フライパンにごま油を熱し、ときどき返しながら両面がきつね色になるまで火を通す。もやしとにらを加えて強火でいため、野菜がしんなりとしたらオイスターソースとしょうゆを加えてざっとまぜる。

「フライパン1つで「超」シンプル揚げないチキン南蛮」

揚げて、甘酢だれにからめて、タルタルを作って。人気料理なのに家でやるにはややハードルが高いですよね。だから今回は揚げる工程を焼くにチェンジ。タルタルにたっぷりとマヨネーズを入れる分、脂質を調節するという意味も含めて。宮崎の皆さんにはちょっぴりしかられてしまうかもしれませんが……揚げたものに引けをとらないおいしさです！

超回復ポイント

ビタミン豊富な卵で超回復

焼くことで、脂質をカット。卵にはビタミンC以外のビタミンがバランスよく含まれます。

1人分 422kcal

たんぱく質	糖質
24.7g	9.8g

3 鶏肉を焼く

フライパンにごま油を弱火で熱し、鶏肉を皮目から入れて両面をこんがりとするまで焼く。余分な脂を、キッチンペーパーでふきとり、合わせ調味料を加えて煮からめる。

4 盛りつける

3を器に盛り、1をかける。あらびき黒こしょうを振り、パセリを散らす。

材料 ［2人分］

鶏もも肉…250g

〈合わせ調味料〉

しょうゆ、酢…各大さじ1
砂糖…大さじ1

〈タルタルソース〉

ゆで卵…1個
マヨネーズ…大さじ2
塩、黒こしょう…各少々
レモン汁…1/8個分

かたくり粉…大さじ1
ごま油…大さじ1/2
パセリのみじん切り…少々
あらびき黒こしょう…少々

下準備

- 合わせ調味料の材料はまぜる

加藤シェフの
“ちょっとひと手間”

タルタルソースには
ケッパーやピクルスを入れても
酸味がアクセントに。
ちなみにケッパーを入れるなら
4粒がバランスとしては
ちょうどいいです。

作り方

1 タルタルソースを作る

ボウルにゆで卵を入れ、フォークなどであらくつぶす。タルタルソースの残りの材料をすべて入れ、よくまぜる。

2 鶏肉の下処理をする

鶏肉は余分な脂とあれば筋をとり除く。4等分にし、かたくり粉をまぶす。

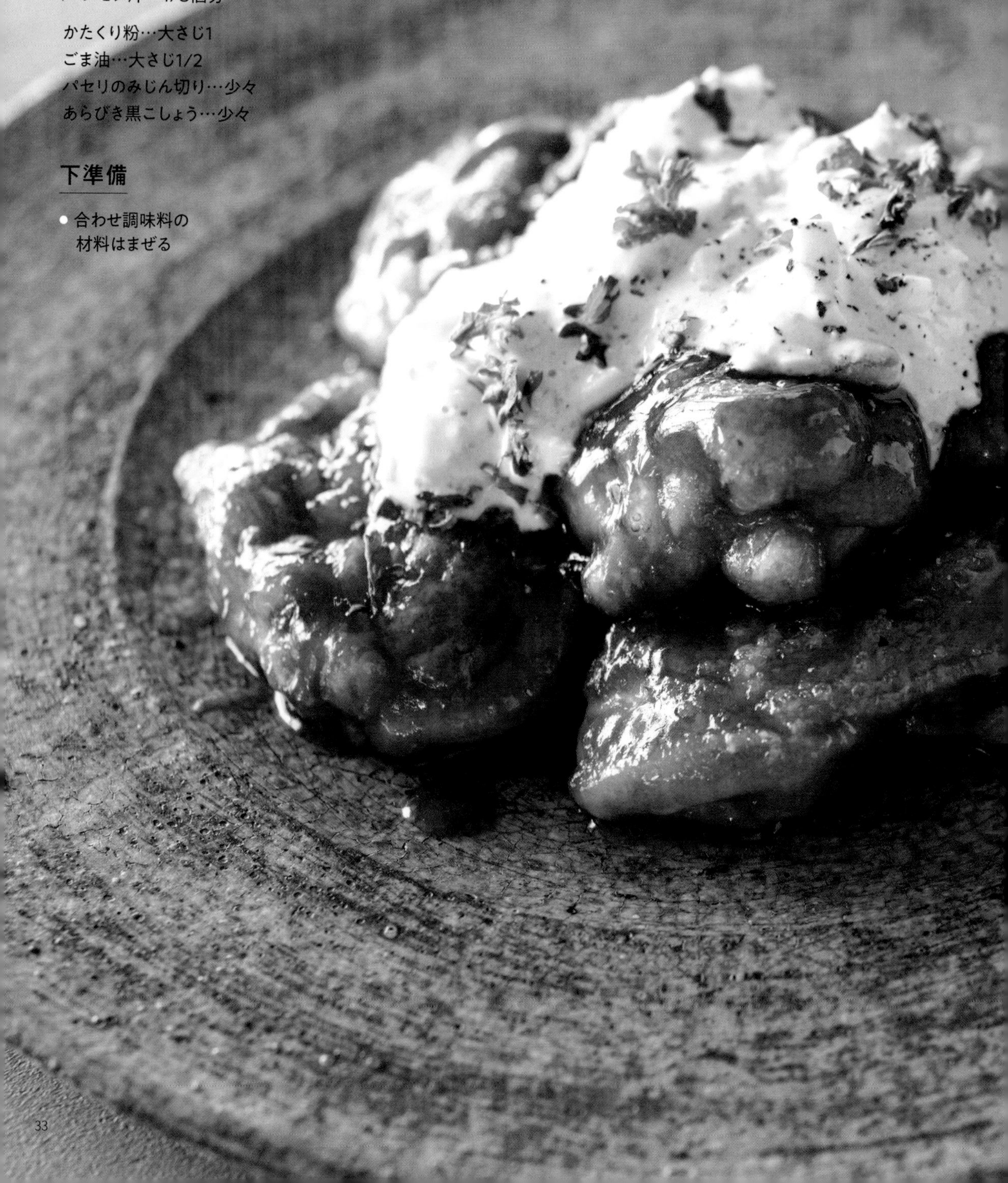

グルテンフリーにこだわるあなたへ①

「鶏ささみのチーズライスカツ」

僕がもともと考案していた
「鶏のささみ塩チーズカツ」をアレンジしてみました。
小麦粉が体質に合わない人でも
安心して食べてもらえると思います。
同時にライスペーパーの優秀さを再認識しました！

材料［2人分］

鶏ささ身…6本
青じそ…6枚
梅肉…2個分
スライスチーズ…6枚
ライスペーパー（あればSサイズ）…6枚
塩、黒こしょう…各少々
米油（なければサラダ油）…大さじ1~2

下準備

- 青じそは軸を切り縦半分にする
- ささ身は筋をとり、ラップをかぶせてめん棒でたたいて薄くする。縦に深く切り目を入れ塩とこしょうを振る

作り方

1 ささ身に具をはさむ

ささ身1本を手にとり、切り目に青じそ2切れと梅肉の1/6量を順にはさむ。チーズは細長く折りたたんではさむ。残りも同様にする。

2 ライスカツを作る

ライスペーパー1枚をさっと流水にくぐらせて湿らす。ややしんなりとしたら1を中心におき、手早く四つ折りにしてたたむ。

3 揚げ焼きにする

フライパンに米油を熱し、ライスカツの巻き終わりを下にしてくっつかないよう並べ入れる。弱火で両面を5分ほどずつ色づくまで揚げ焼きにする。※

※油がはねるため、ふたをするなどし、やけどに注意。

加藤シェフの
“ちょっとひと手間”
ライスペーパーはあっという間にやわらかくなります。必ず1枚ずつぬらしてくださいね。あれば霧吹きで湿らすと、ほどよくしなって扱いやすいです。

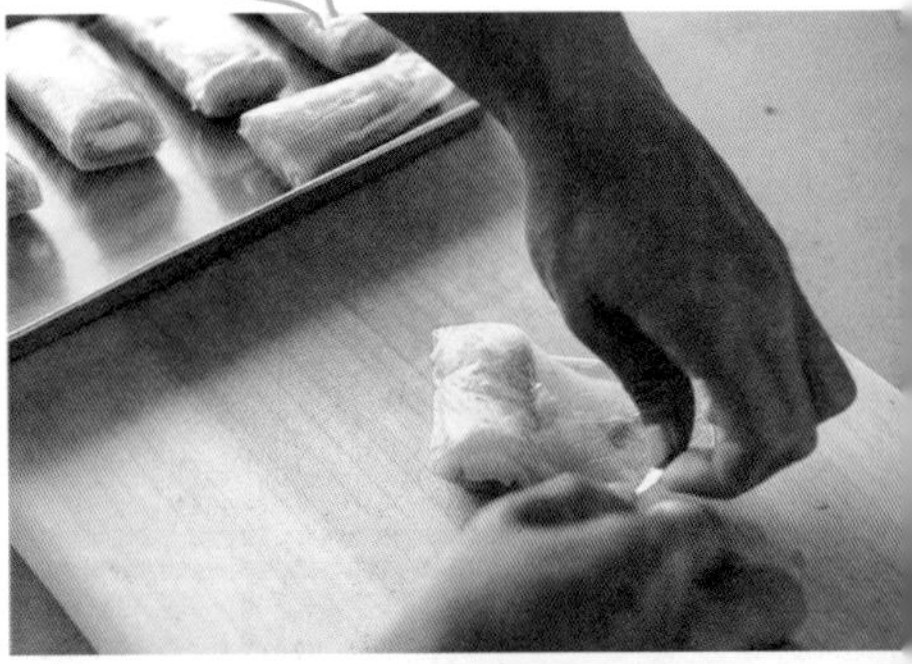

1人分
493kcal
たんぱく質 49.9g
糖質 26.5g

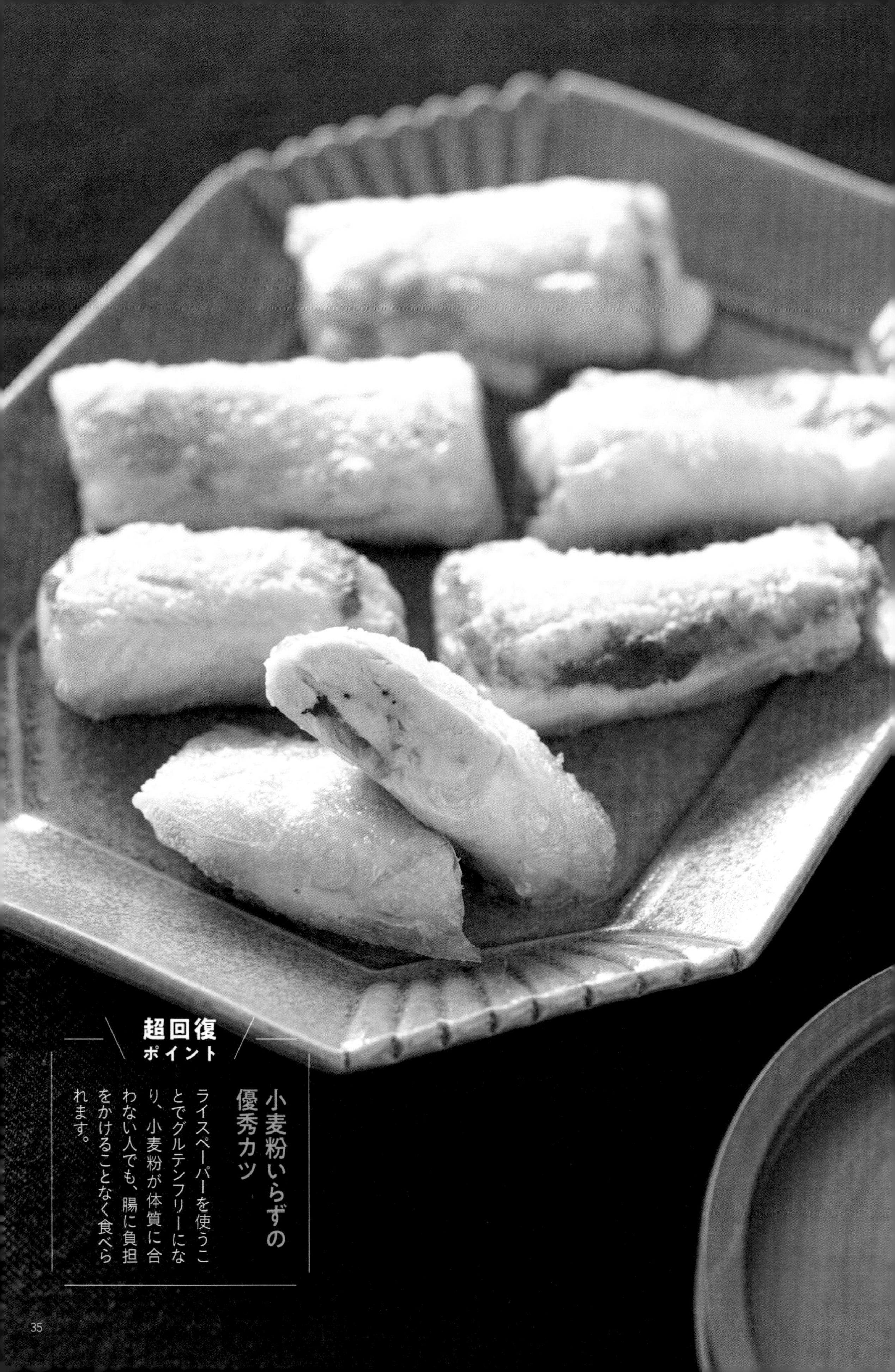

超回復ポイント

小麦粉いらずの優秀カツ

ライスペーパーを使うことでグルテンフリーになり、小麦粉が体質に合わない人でも、腸に負担をかけることなく食べられます。

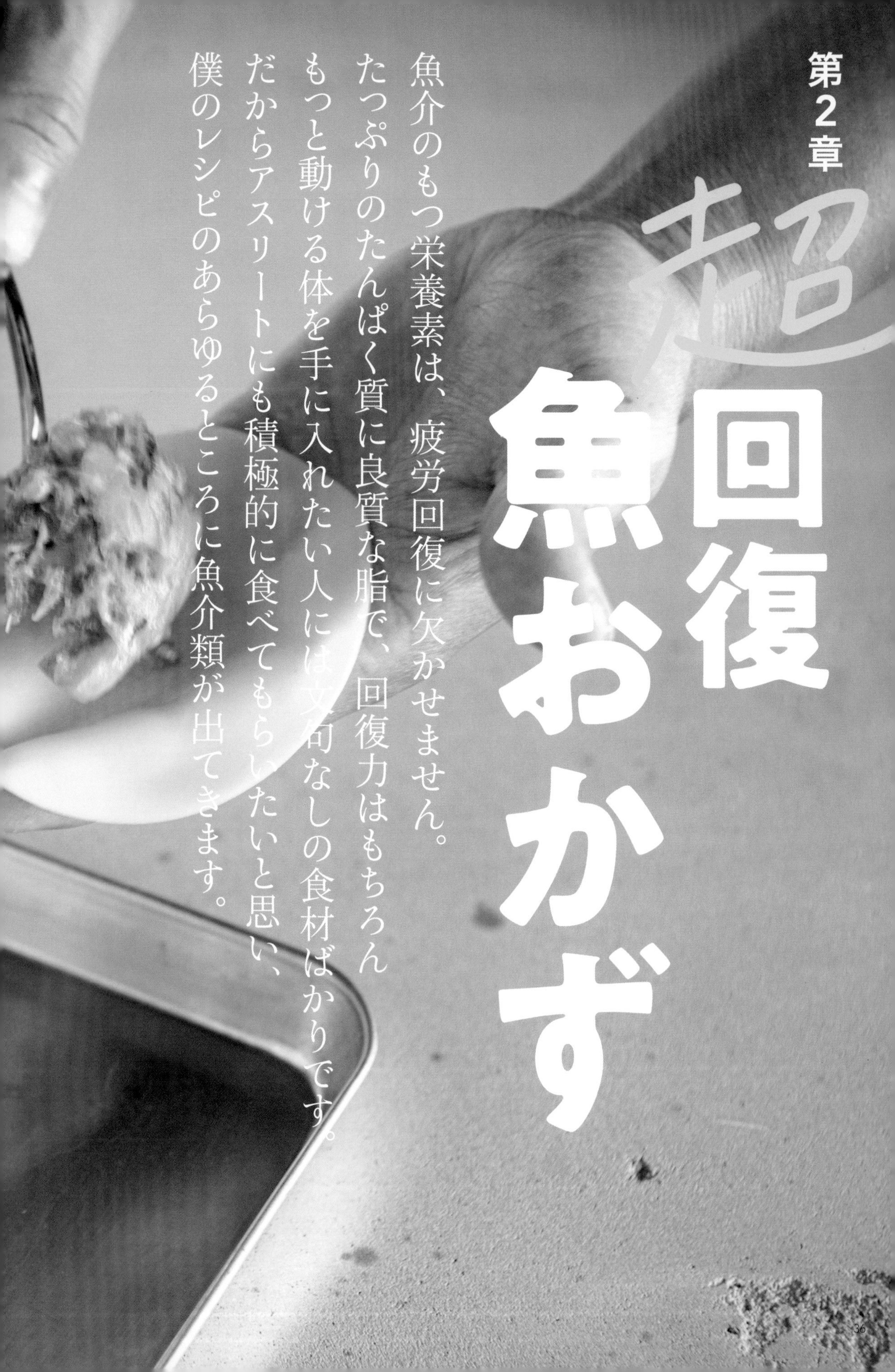

第2章

超回復魚おかず

魚介のもつ栄養素は、疲労回復に欠かせません。
たっぷりのたんぱく質に良質な脂で、回復力はもちろん
もっと動ける体を手に入れたい人には文句なしの食材ばかりです。
だからアスリートにも積極的に食べてもらいたいと思い、
僕のレシピのあらゆるところに魚介類が出てきます。

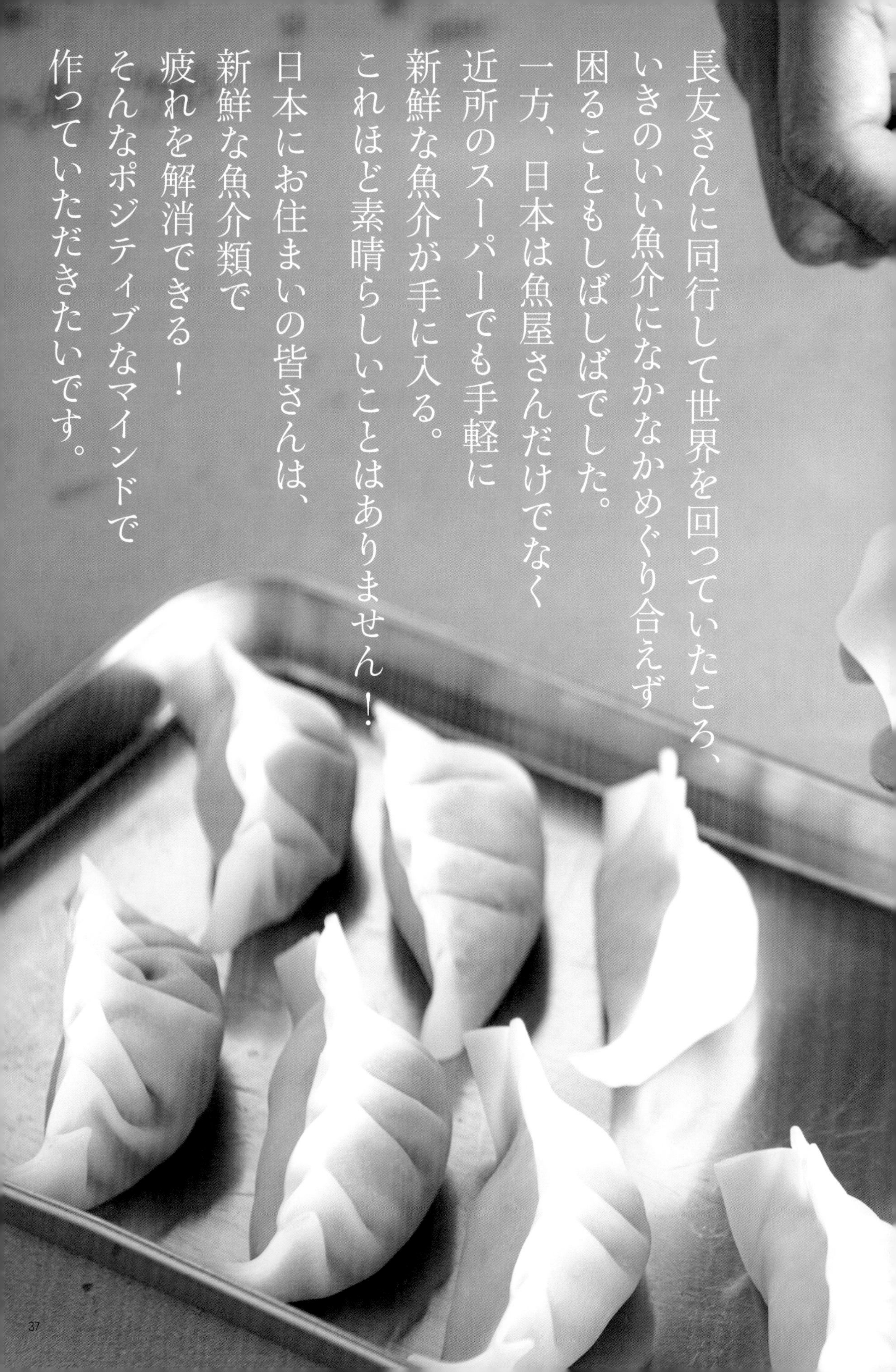

長友さんに同行して世界を回っていたころ、
いきのいい魚介になかなかめぐり合えず
困ることもしばしばでした。
一方、日本は魚屋さんだけでなく
近所のスーパーでも手軽に
新鮮な魚介が手に入る。
これほど素晴らしいことはありません！
日本にお住まいの皆さんは、
新鮮な魚介類で
疲れを解消できる！
そんなポジティブなマインドで
作っていただきたいです。

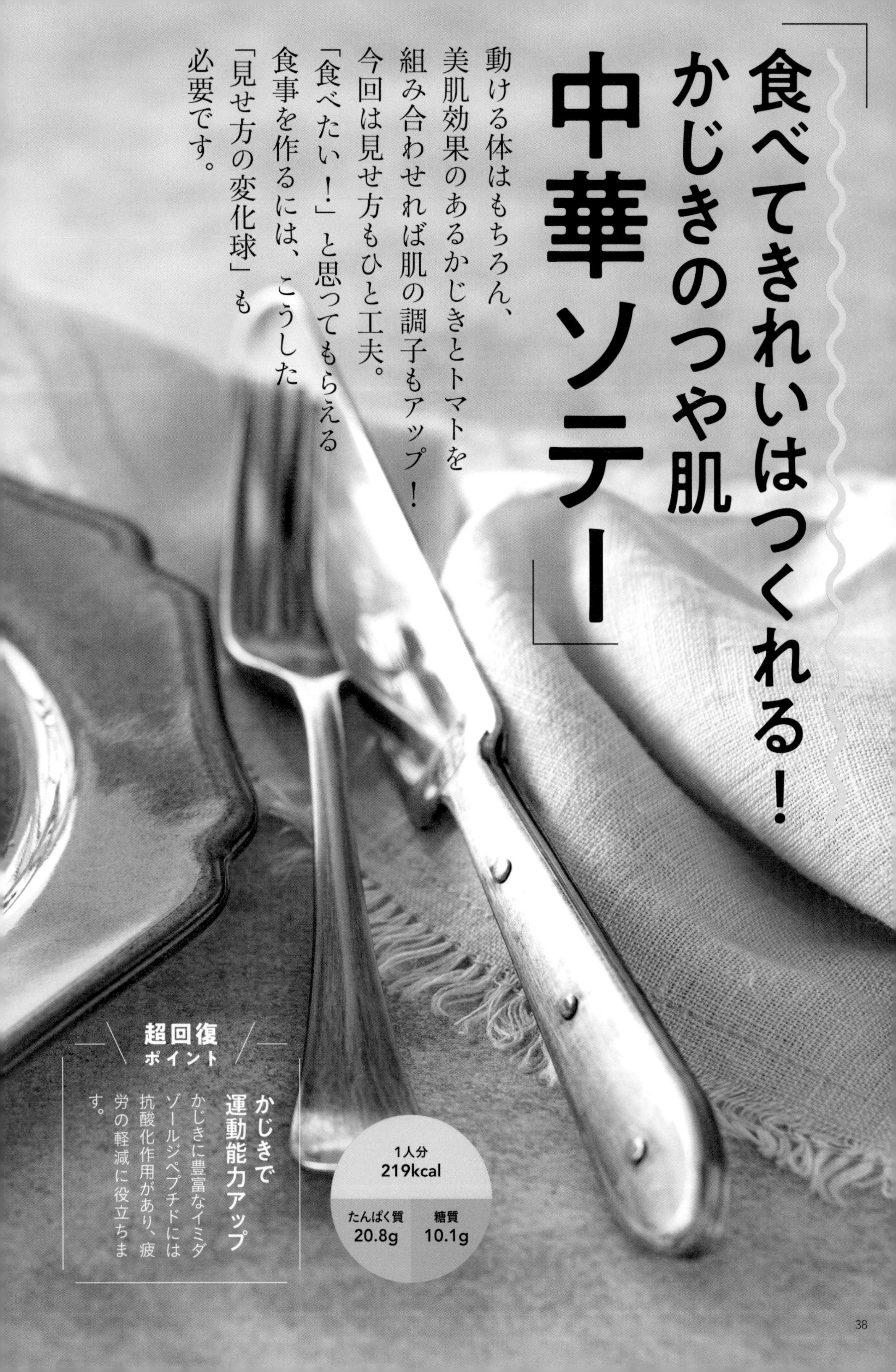

「食べてきれいはつくれる！かじきのつや肌中華ソテー」

動ける体はもちろん、美肌効果のあるかじきとトマトを組み合わせれば肌の調子もアップ！今回は見せ方もひと工夫。「食べたい！」と思ってもらえる食事を作るには、こうした「見せ方の変化球」も必要です。

超回復ポイント

かじきで運動能力アップ

かじきに豊富なイミダゾールジペプチドには抗酸化作用があり、疲労の軽減に役立ちます。

1人分 219kcal

たんぱく質	糖質
20.8g	10.1g

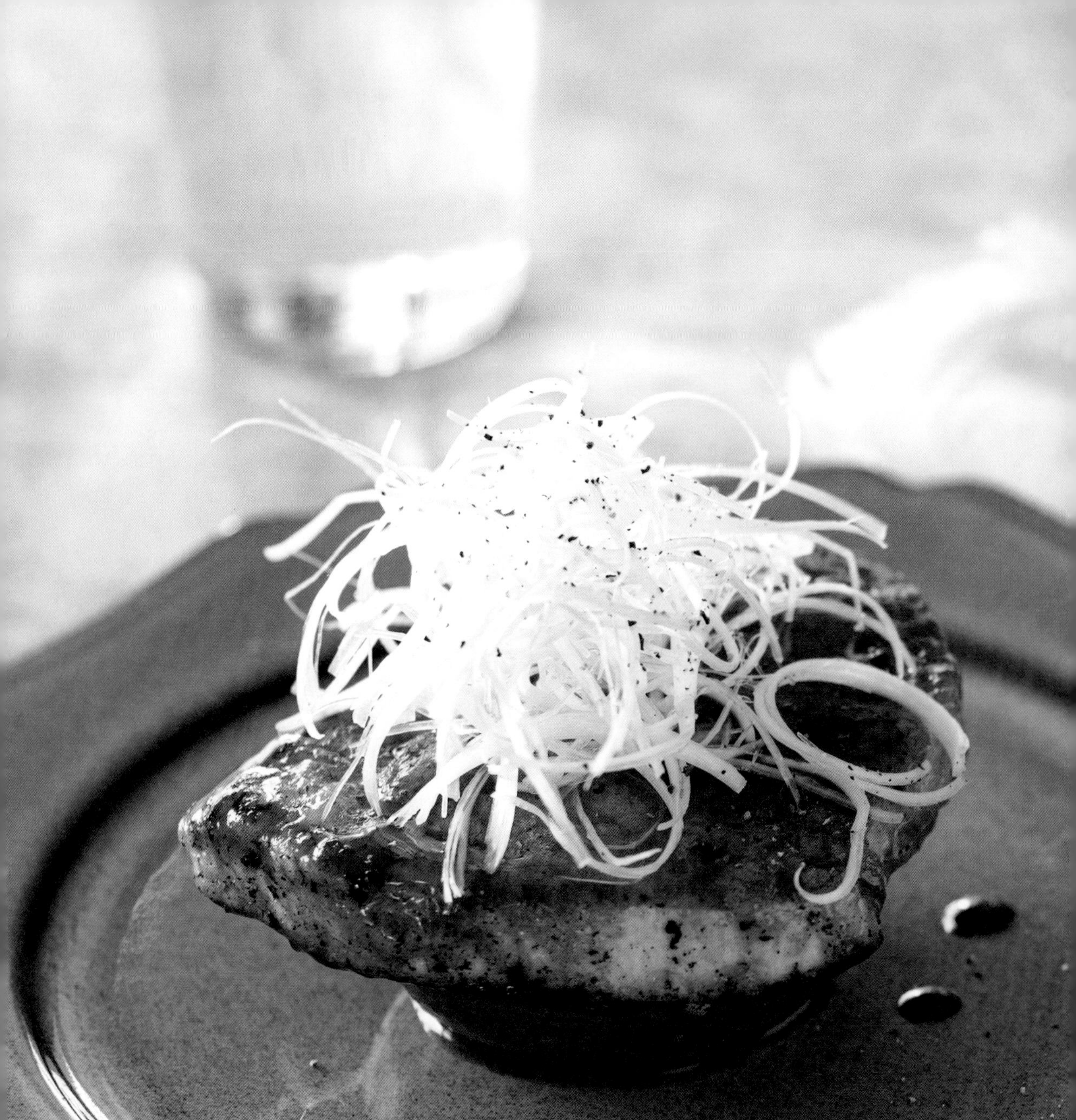

材料［2人分］

かじき…2切れ

〈下味〉

塩、黒こしょう…各少々
酒…小さじ1

トマト…1個
オイスターソース…大さじ1
酒…小さじ1
かたくり粉…大さじ1
ごま油…大さじ1/2
白髪ねぎ…適量
あらびき黒こしょう…少々

下準備

- トマトは横半分に切る

作り方

1 下ごしらえをする

バットにかじきを並べ入れ、下味をつけてかたくり粉をまぶす。

2 かじきをトマトと焼く

フライパンにごま油を熱し、トマトを入れて全体に火が通ったら一度とり出す。**1**を入れ、色が変わるまで両面を3分ずつ焼く。トマトを戻し入れ、オイスターソースと酒を加えて全体にからめる。

3 盛りつける

トマト、かじきの順に器に盛り、白髪ねぎをのせてあらびき黒こしょうを振る。

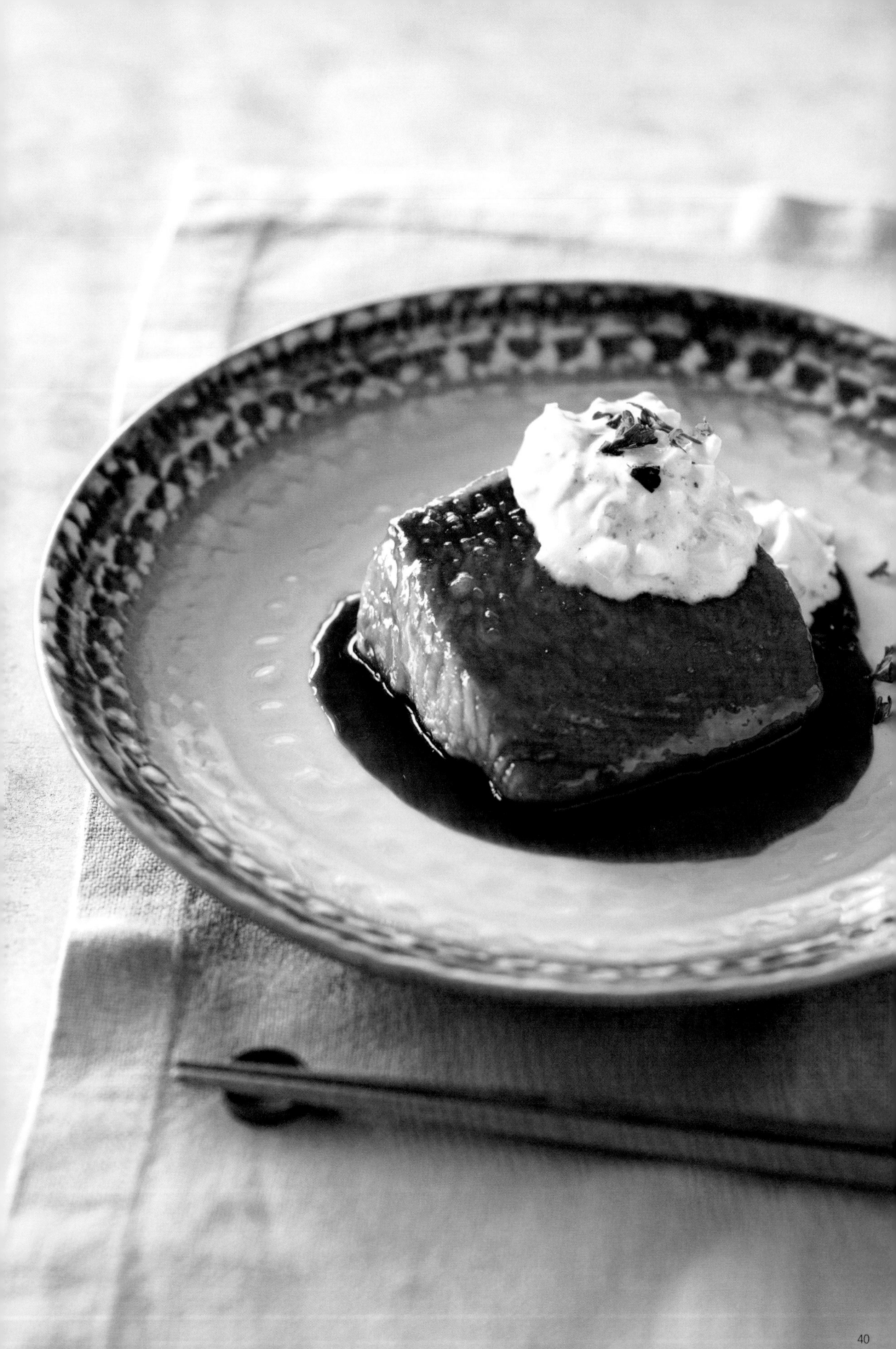

「みんな大好き日本の味 テリヤキ・サーモン」

海外では日本でいう鮭の切り身がなかなか手に入りません。その代用として「サーモン」を使い定番化したレシピ。海外で活躍するアスリートも好んで作ってくれているようです！

材料 ［2人分］

サーモン（さく）…2切れ

〈合わせ調味料〉

- しょうゆ、みりん…各大さじ1
- 酒…小さじ1
- 砂糖…小さじ1

〈タルタルソース〉

- ゆで卵…1個
- ケッパー…4粒
- マヨネーズ…大さじ2
- 塩、黒こしょう…各少々
- パセリのみじん切り…少々
- レモン汁…1/8個分

かたくり粉…大さじ1
米油（なければサラダ油）…小さじ1

下準備

- ゆで卵、ケッパーはあらいみじん切りにする
- タルタルソースの材料はまぜる
- 合わせ調味料の材料はまぜる

作り方

1 サーモンを焼く

サーモンはキッチンペーパーで水分をふきとり、かたくり粉を全体にまぶす。フライパンに米油を熱し、皮目から入れて両面を3〜5分ずつこんがりとするまで焼く。

2 煮からめる

キッチンペーパーで1の余分な油をふきとり、合わせ調味料を加えて煮からめる。器に盛って、タルタルソース適量をかける。あればパセリのみじん切りを散らす。

超回復ポイント

サーモンが疲労回復をサポート！

サーモンに豊富なアスタキサンチンは抗酸化作用をもち、疲労回復をサポートしてくれます。

1人分
409kcal
たんぱく質 23.6g
糖質 10.7g

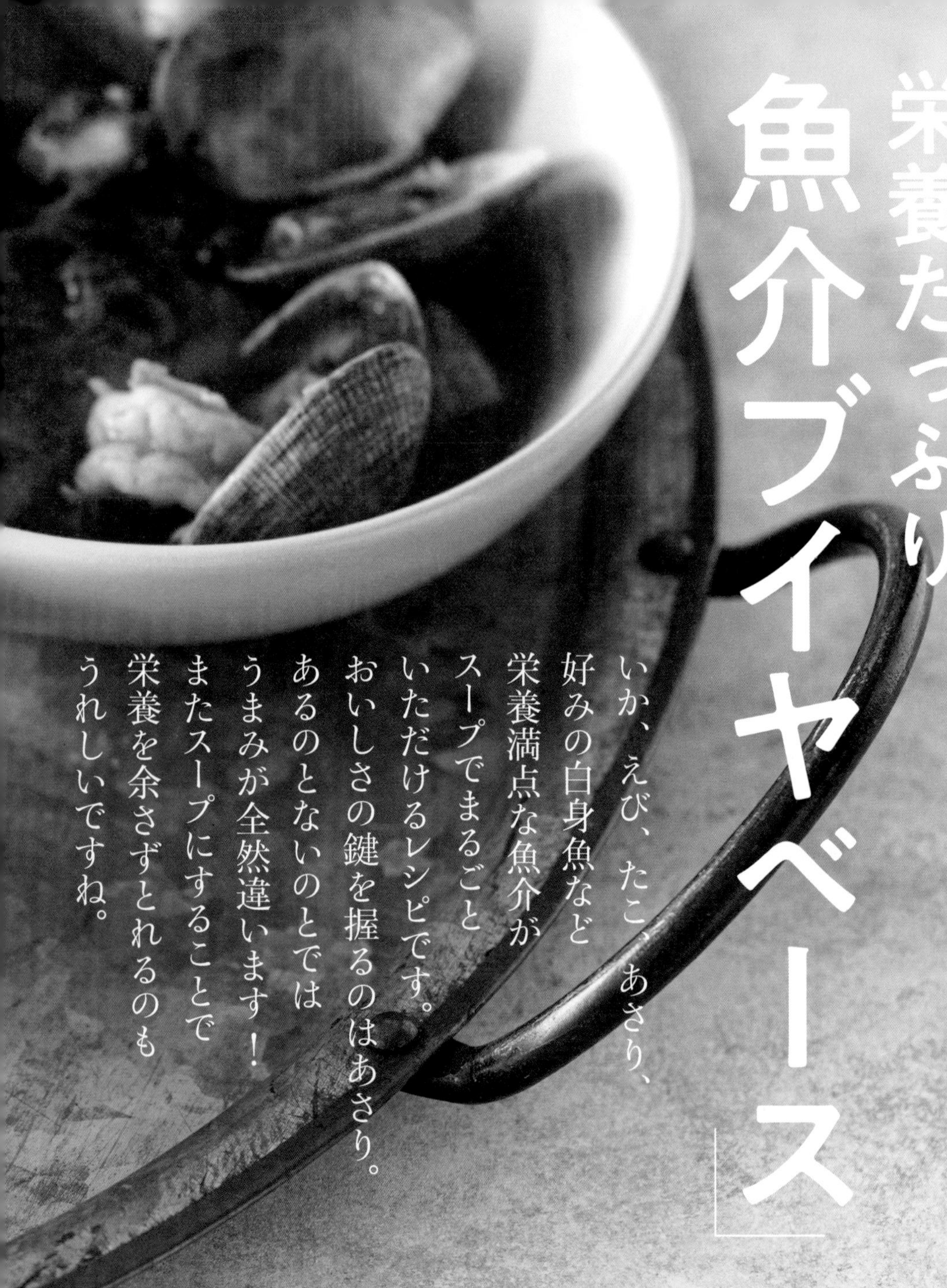

「フレンチ鍋でカラダを温める！栄養たっぷり魚介ブイヤベース」

いか、えび、たこ、あさり、好みの白身魚など栄養満点な魚介がスープでまるごといただけるレシピです。おいしさの鍵を握るのはあさり。あるのとないのとではうまみが全然違います！またスープにすることで栄養を余さずとれるのもうれしいですね。

下準備

- えびはあれば背わたをとって水洗いする
- たこは一口大に切る
- 白身魚は塩とこしょうを振り、小麦粉をまぶす
- ミニトマトは4等分にする
- 赤とうがらしは種をとる

作り方

1 白身魚を焼く

にんにくは包丁の腹でつぶす。フライパンにオリーブ油とにんにく、赤とうがらしを熱する。にんにくがきつね色になったら白身魚を加えて、こんがりとするまで弱火で焼く。

2 ほかの具と煮る

1に残りの具を加え、水150mlとトマトペーストを加えて強火にする。フライパンをゆすりながら煮て、塩少々（分量外）を加え、味をととのえる。器に盛ってパセリを散らす。

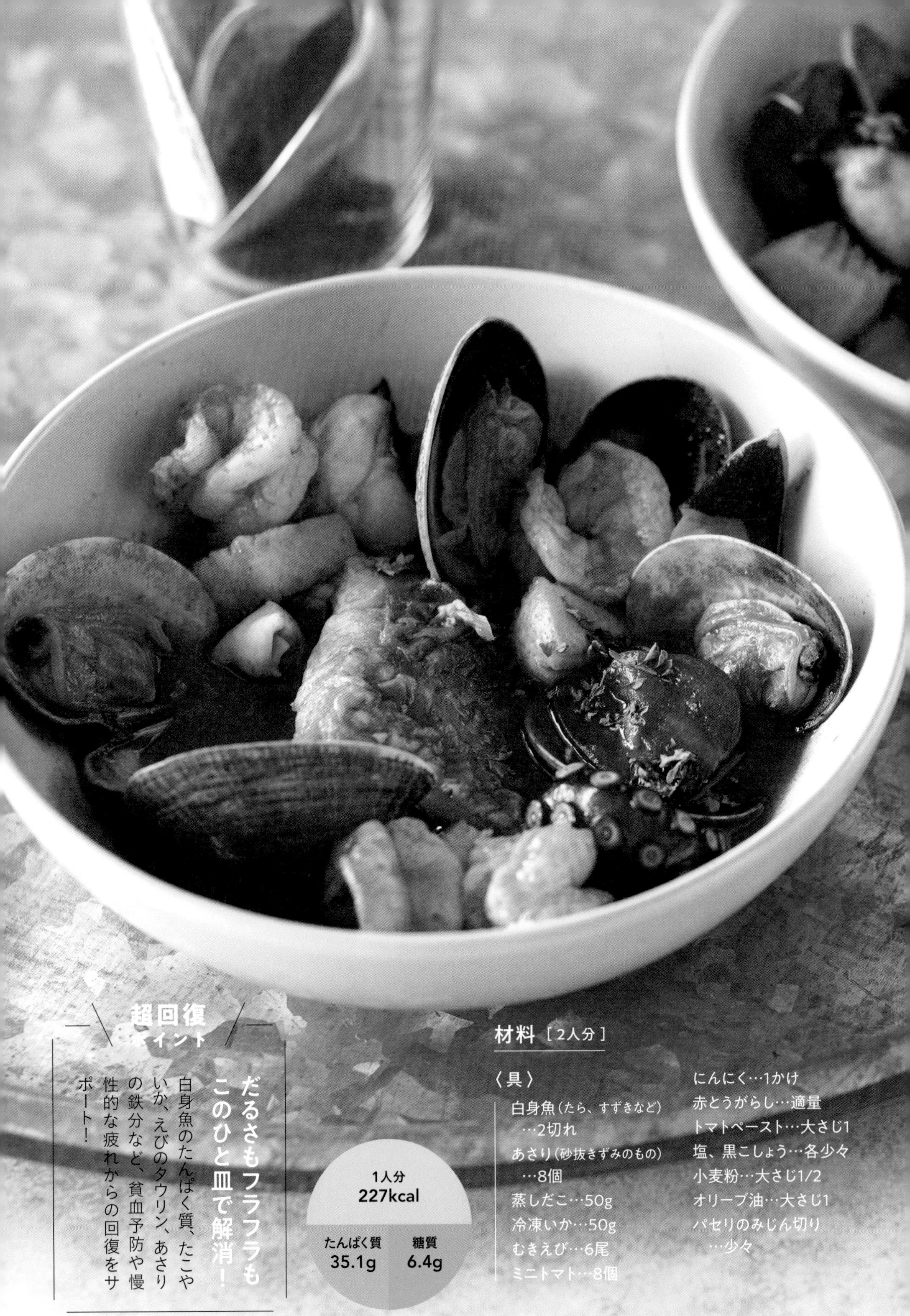

超回復ポイント

だるさもフラフラもこのひと皿で解消！

白身魚のたんぱく質、たこやいか、えびのタウリン、あさりの鉄分など、貧血予防や慢性的な疲れからの回復をサポート！

1人分
227kcal

たんぱく質	糖質
35.1g	6.4g

材料［2人分］

〈具〉

- 白身魚（たら、すずきなど）…2切れ
- あさり（砂抜きずみのもの）…8個
- 蒸しだこ…50g
- 冷凍いか…50g
- むきえび…6尾
- ミニトマト…8個
- にんにく…1かけ
- 赤とうがらし…適量
- トマトペースト…大さじ1
- 塩、黒こしょう…各少々
- 小麦粉…大さじ1/2
- オリーブ油…大さじ1
- パセリのみじん切り…少々

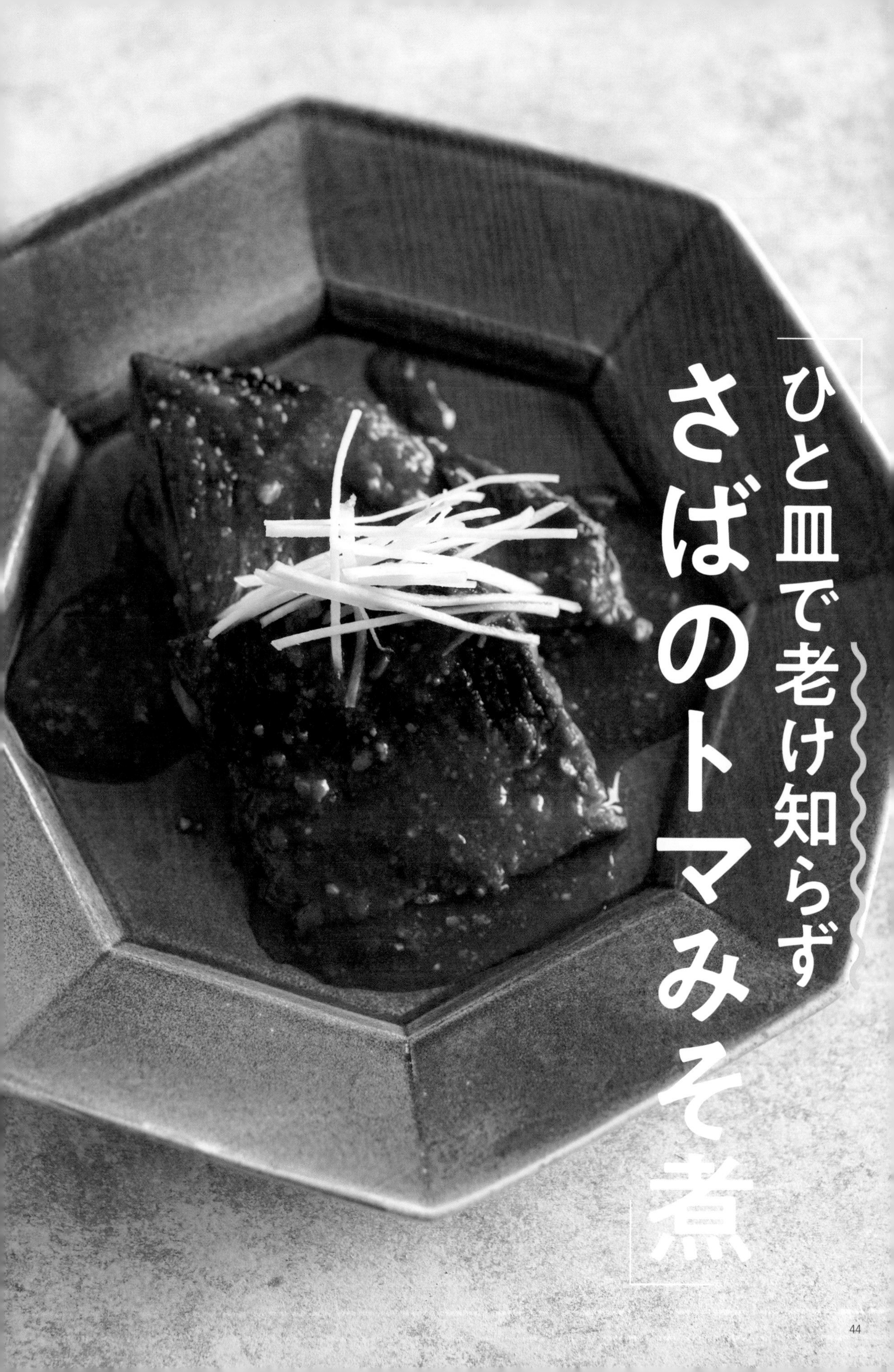

「ひと皿で老け知らず さばのトマみそ煮」

「いつものお魚料理にアクセント タラのソテー レモンクリームソース」

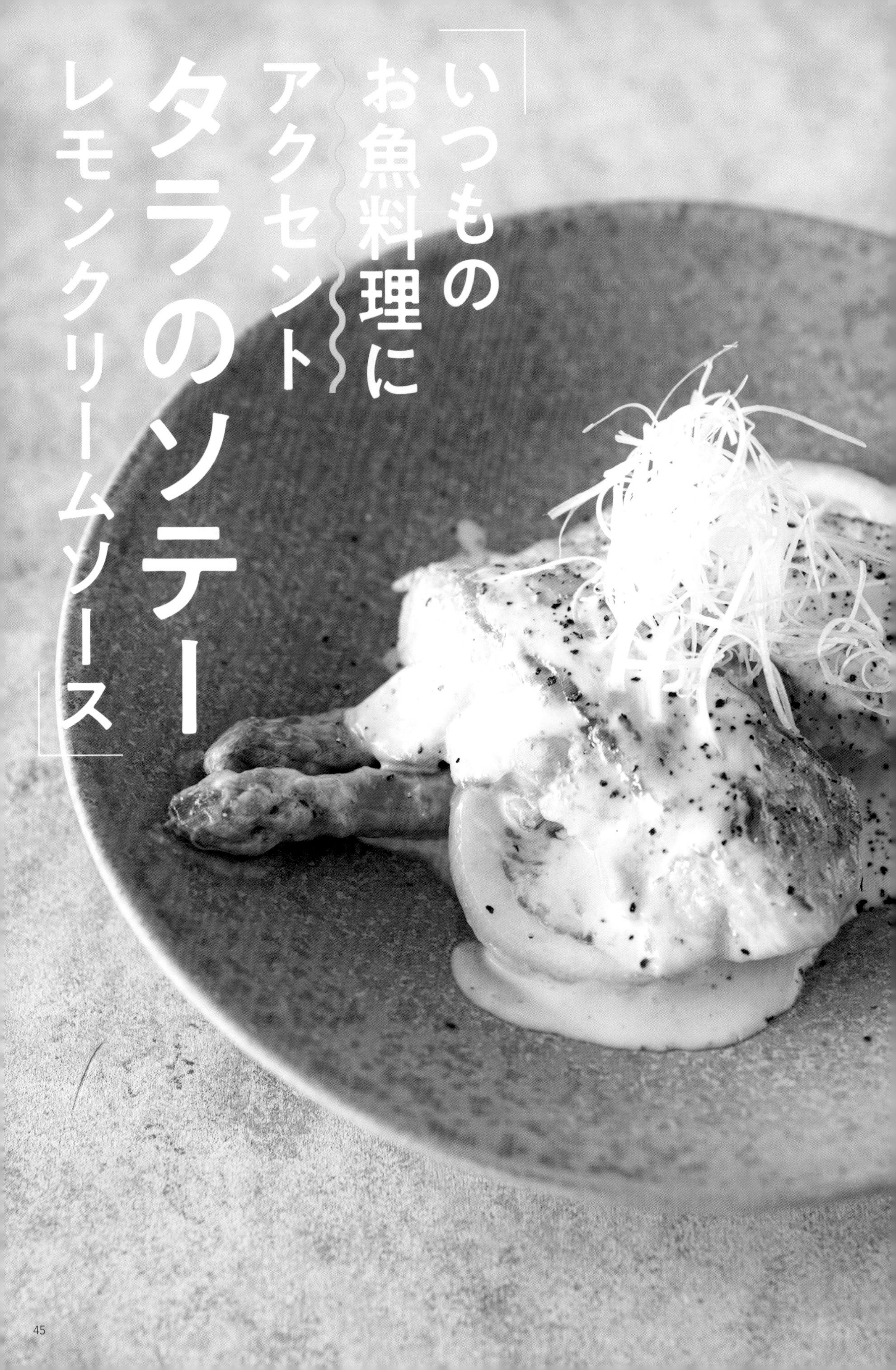

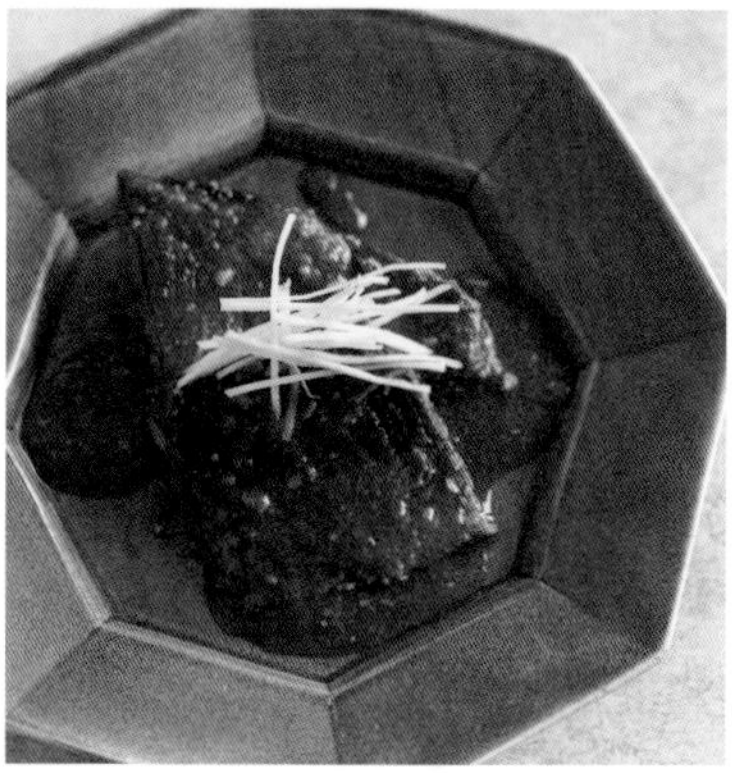

「ひと皿で老け知らず さばのトマみそ煮」

「トマトソースにみそ!?」と思われた方、一度トライしてみてください。酸味にみそのコクが想像以上に合うんです。この組み合わせで今後のレパートリーが増えること必至です。

超回復ポイント

さばで血液サラサラ！ 仕事もサクサク！

さばをはじめとする青魚には、血液の流れをよくしてくれる脂肪酸が含まれます。脳の働きの活性化にも！

材料［2人分］

さば…4切れ
しょうがの薄切り…2枚

〈煮汁〉
- トマトペースト…大さじ1
- みりん、酒…各大さじ3
- 水…100ml

みそ…大さじ1
ごま油…小さじ1
しょうがのせん切り…適量

作り方

1 さばの下ごしらえをする
さばはしっかり水洗いし、キッチンペーパーで水けをふき、皮目に十字に切り込みを入れる。

2 焼く
フライパンにごま油を熱し、1を皮目から入れてこんがりとするまで焼く。返して腹の部分をさっと加熱したら一度とり出す。

3 煮込む
2の余分な油をキッチンペーパーでふきとり、煮汁の材料を加えてひと煮立ちさせる。さばを皮目が上になるようにして戻し入れ、しょうがの薄切りを加えてふたをし5分ほど煮込む。

4 仕上げる
ふたをとり3にみそをとかし入れ、3分ほど煮込む。器に盛ってしょうがをのせる。

1人分
427kcal
たんぱく質 30.5g
糖質 16.2g

「いつものお魚料理にアクセント
タラのソテー
レモンクリームソース」

レモンの酸味はやっぱり無敵です！
疲労回復はもちろん
さっぱりと食べられる。
淡泊なたらに合わせると
よりさわやかさが引き立ちます。

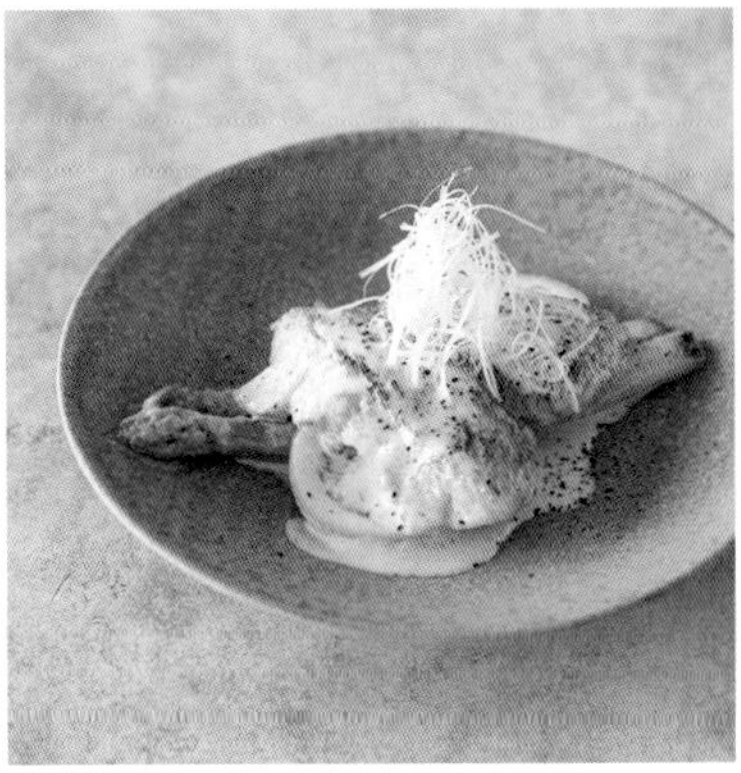

超回復ポイント

レモンの酸味で良質なたんぱく質をおいしく摂取！

淡白な味わいのたらにレモンの酸味をプラスし、食べやすくします。アスパラガスに含まれるアスパラギン酸やレモンに含まれるクエン酸はエネルギーづくりに関わります。

材料 ［2人分］

たら…2切れ

〈下味〉
- 塩…少々
- 小麦粉…大さじ1/2

グリーンアスパラガス…2本
レモンの輪切り…4枚
生クリーム…50ml
酒…小さじ2
白だし…小さじ1/2
オリーブ油…大さじ1/2
白髪ねぎ…適量

作り方

1 下ごしらえをする
アスパラガスは根元のかたい部分を切り落とし、下から1/3をピーラーでむく。たらはキッチンペーパーで水けをふき、塩を振って小麦粉をまぶす。

2 たらを焼く
フライパンにオリーブ油を熱し、たらを入れて、全体がきつね色になるまで加熱する。

3 クリームソースで煮る
2をフライパンからいったんとり出し、キッチンペーパーで余分な油をふきとり、アスパラガスを入れて焼く。しんなりとしたら、たらを戻し入れて酒を加え、生クリームと白だしを加えてまぜる。弱火にし、とろみがつくまで加熱する。

4 仕上げる
火を止め、3にレモンを加えて全体になじませる。器に盛って白髪ねぎを添える。

加藤シェフの“ちょっとひと手間”
甘塩たらを使う場合は、塩と白だしはカットしてOK！

1人分 224kcal
たんぱく質 19.0g
糖質 5.2g

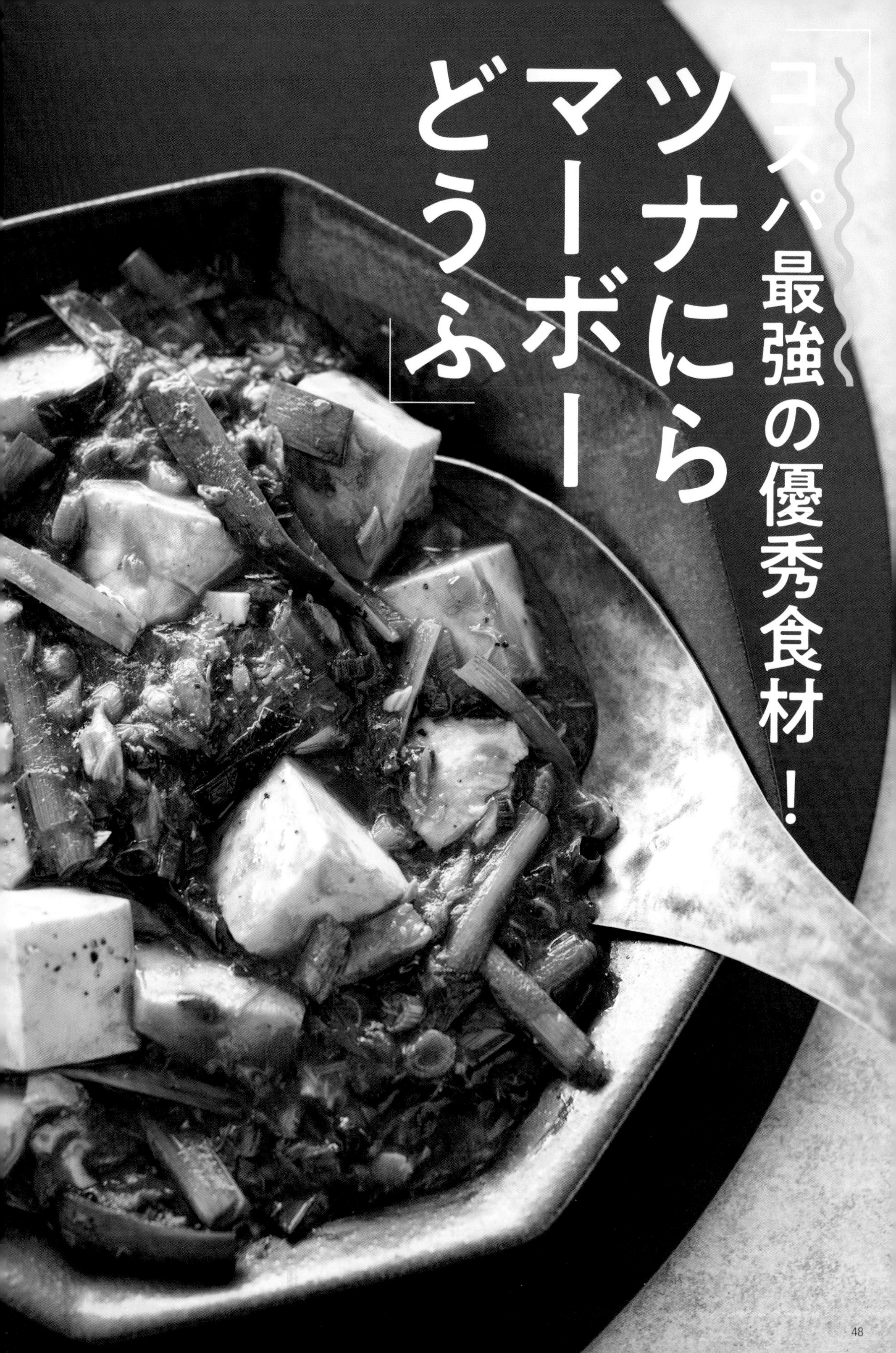

「コスパ最強の優秀食材！ツナにらマーボーどうふ」

気軽に使えて優秀なツナ缶、
なにかもっと有効活用できないかと考えて
たどり着いたのがマーボーどうふです。
ツナをメインディッシュとする新鮮さを、
ぜひ楽しみながらお召し上がりください！

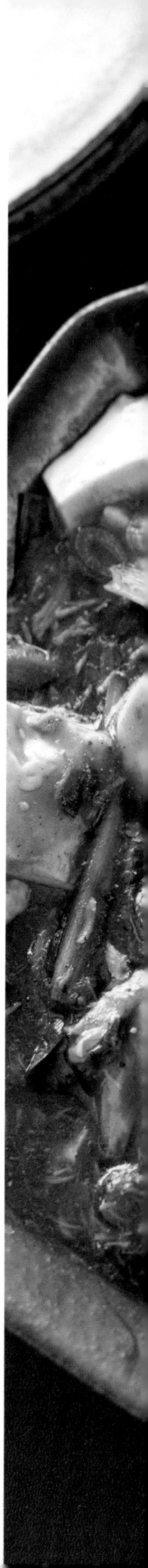

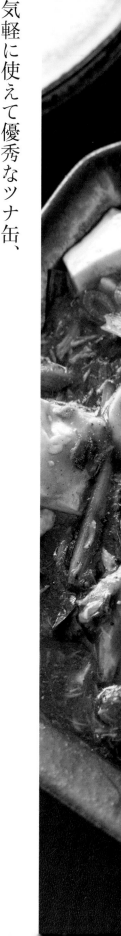

材料［2人分］

絹ごしどうふ…1丁（300g）
にら…1束
ツナ缶詰（ノンオイル）…100g
ねぎの青い部分…30g

〈スープ〉
鶏ガラスープのもと…小さじ2
水…220ml

〈水どきかたくり粉〉
かたくり粉…大さじ1
水…大さじ2

〈A〉
にんにくのすりおろし…小さじ1
花椒《ホアジャオ》…3粒
豆板醤、甜麺醤…各大さじ1

〈B〉
黒こしょう…少々
オイスターソース…小さじ1
しょうゆ…大さじ1/2

ごま油…大さじ1

下準備

- ツナは缶汁をきる
- にらは5cm幅に切り、ねぎは小口切りにする
- とうふはキッチンペーパーで水けをふき、食べやすい大きさに切る
- スープと水どきかたくり粉の材料はそれぞれまぜる

作り方

1 具材をいためる

フライパンにごま油を熱し、Aを入れる。香りが立ったらツナとねぎを加えて炒め、Bを加えてまぜ合わせる。

2 とうふとスープを加えて煮る

1にスープととうふを加える。ふつふつとし始めたらにらを加え、しんなりとするまで加熱する。水どきかたくり粉をもう一度まぜてから回し入れ、強火にしてざっとまぜる。

3 盛りつける

2を器に盛り、好みでごま油とラー油をかけ、山椒、あらびき黒こしょうを振る。

超回復ポイント

ツナの力で頭がさえる

ツナ缶に豊富なDHAは脳の働きに好ましい影響を及ぼします。判断力や記憶力の低下を抑える働きも。

1人分
257kcal
たんぱく質 20.2g
糖質 12.9g

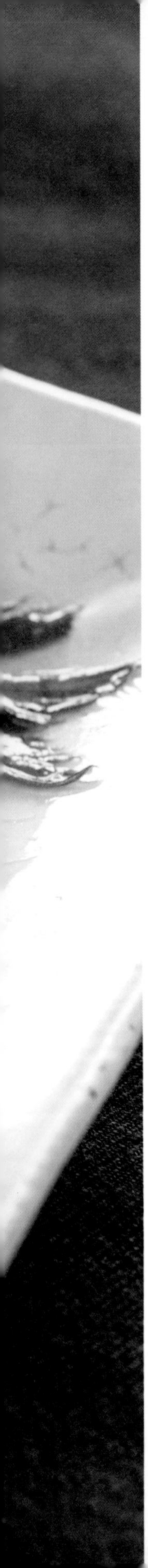

「食べる天然サプリメント①いわしのかば焼き」

このひと品、きっと懐かしい感覚が味わえると思います。小骨はとったほうが口当たりがいいですが、神経質にならずざっくりでいいですよ。

材料 ［2人分］

いわし（開いたもの）…4尾

〈合わせ調味料〉

- しょうゆ、みりん…各大さじ1
- 砂糖…小さじ1
- かつおだし…100ml

かたくり粉…大さじ1
ごま油…小さじ2
しょうがのせん切り…適量

下準備

- 合わせ調味料はまぜる
- いわしは小骨をとり、かたくり粉をまぶす

作り方

1 いわしを焼く

フライパンにごま油を熱し、いわしを皮目から入れる。両面がきつね色になるまで焼く。

2 たれを煮からめる

1に合わせ調味料を回し入れ、全体にとろみがつくまでフライパンをゆすりながら煮詰める。器に盛り、しょうがをのせ、あれば細ねぎの小口切りを散らす。

超回復ポイント

いわしで体をもっと丈夫に

「造血ビタミン」であるビタミンB_{12}が豊富で貧血予防に◎。ビタミンDも多く、丈夫な骨づくりのためにもおすすめ。

1人分 244kcal
たんぱく質 20.2g　糖質 10.2g

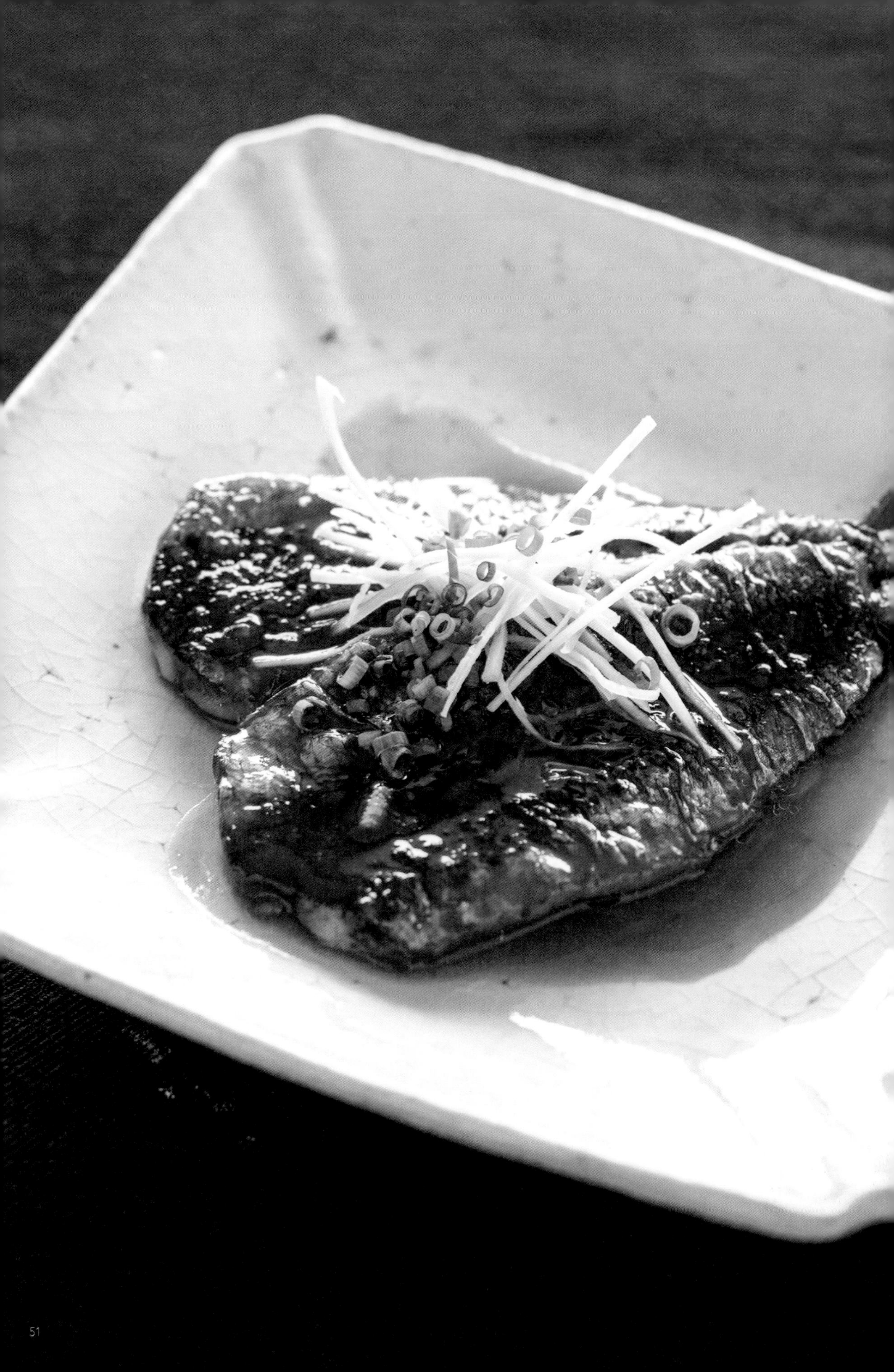

「胃に優しい ぷりぷりえびの水餃子」

長友さんが中華を食べたい気分のとき、
作ってほしいとお願いされるレシピ。
あんを包むときは、リスペクトと
いたわる気持ちもともに詰めています。
包む作業はひと手間ですが、
皆さんもいっしょに食べる人への日ごろの感謝や
ねぎらいの想いを詰めてみてはいかがでしょうか。

作り方

1 えびの下ごしらえをする

えびはあらめに刻んでボウルに入れる。塩、酒、かたくり粉各少々(各分量外)を加えてまぜる。

2 あんを作る

別のボウルにひき肉と合わせ調味料を入れて粘りけが出るまでまぜ合わせる。1と残りのあんの材料を加えてまぜる。

3 包む

餃子の皮を手にとり、2の1/16量をスプーンですくって中央にのせる。皮のふちにかるく水をつけ、ひだを寄せながら包む。残りも同様にする。

4 ゆでる

鍋にたっぷりの湯を沸かし、3を1つずつ入れる。浮き上がってきたらとり出してざるに上げ、湯をきる。器に盛って、たれとしょうが、細ねぎを添える。

1人分
378kcal

たんぱく質	糖質
30.1g	40.9g

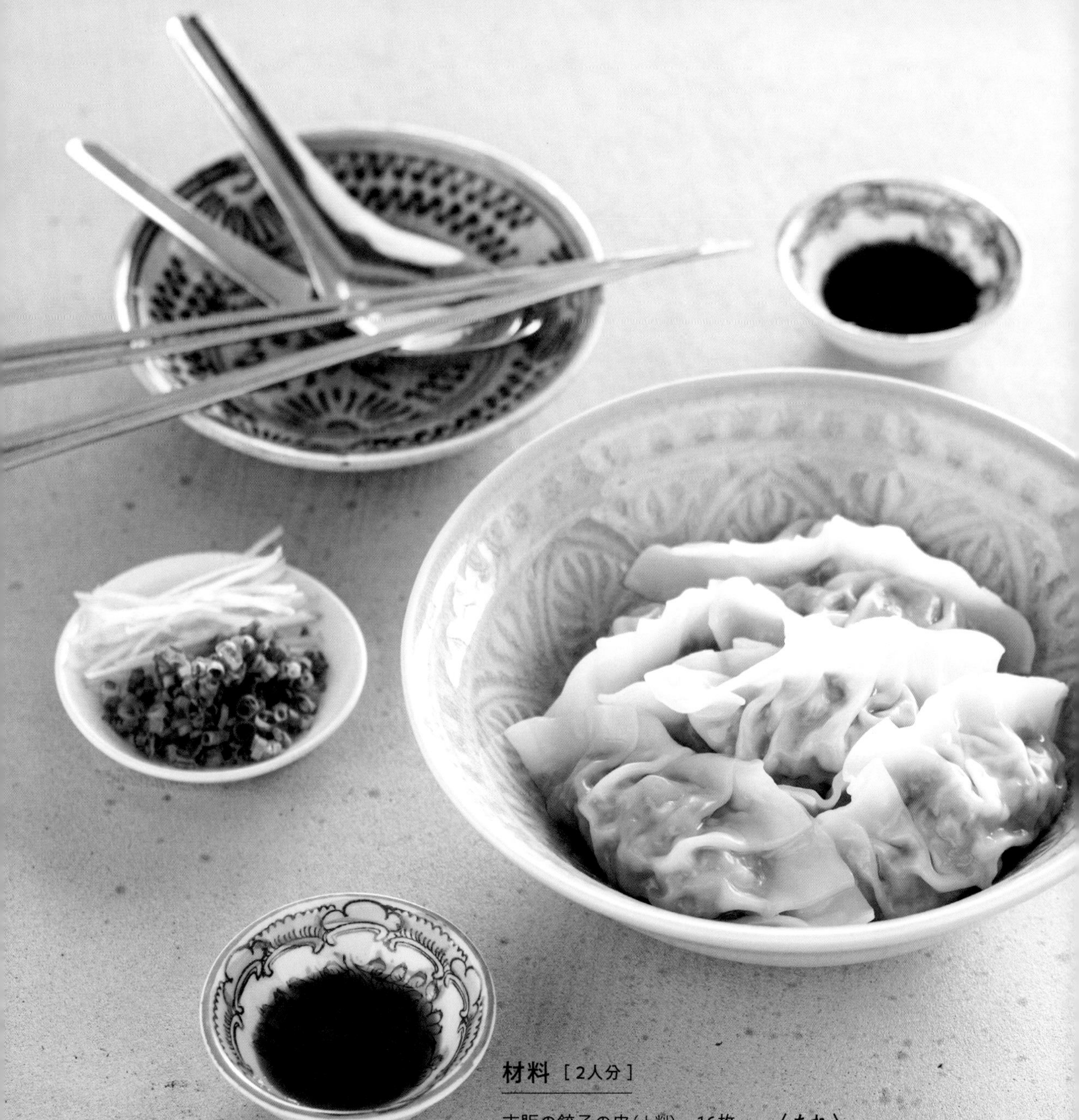

材料 ［2人分］

市販の餃子の皮（大判）…16枚

〈具〉

むきえび…180g
豚ひき肉…60g
にら…1/3束
ねぎの白い部分…1/3本分
ごま油…小さじ1
かたくり粉…大さじ1/2

〈合わせ調味料〉

しょうがのすりおろし
…小さじ1
しょうゆ、酒…各大さじ1

〈たれ〉

ポン酢しょうゆ…大さじ2
ラー油…適量

しょうがのせん切り…適量
細ねぎの小口切り…適量

下準備

- にらとねぎは
あらいみじん切りにする
- えびはあれば背わたをとって
水洗いする
- たれの材料はまぜる

超回復ポイント

含まれる食材すべてが貢献！

豚ひき肉に豊富なビタミンB_1は糖質をエネルギーにかえるときに必要なもの。ねぎやにらのアリシンはビタミンB_1の吸収率を高め、スタミナ増進にも効果的。

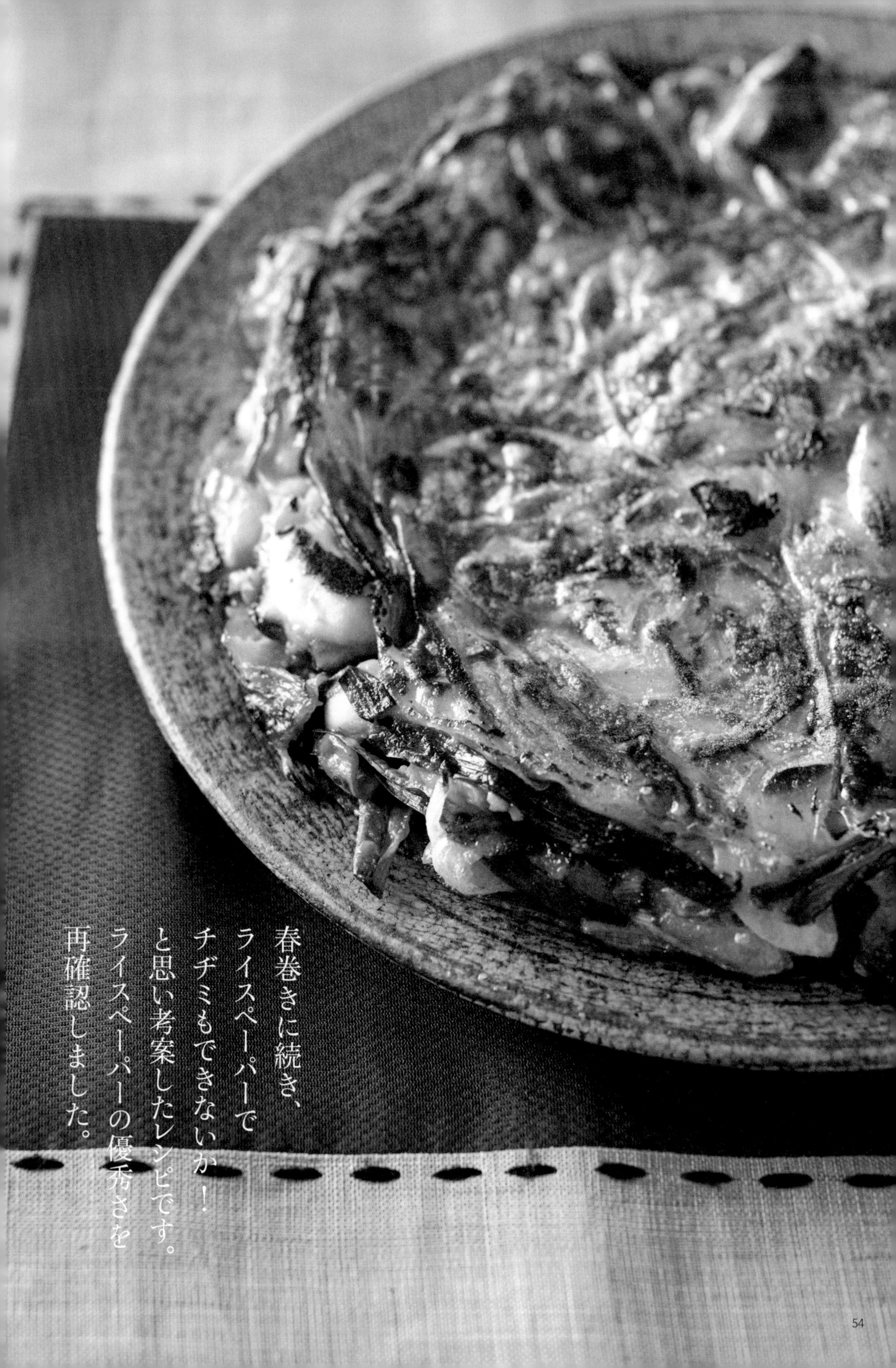

春巻きに続き、
ライスペーパーで
チヂミもできないか！
と思い考案したレシピです。
ライスペーパーの優秀さを
再確認しました。

グルテンフリーにこだわるあなたへ②

「もちもち シーフード ライスチヂミ」

材料 ［28㎝のフライパン1個分］

ライスペーパー（22㎝のもの）…2枚

〈具〉
- にら…1/2束
- 玉ねぎの薄切り…1/2個分
- シーフードミックス（いか・えび）…各6個（120g）
- 蒸しだこ…40g
- 白菜キムチ…50g

卵…1個
めんつゆ（3倍濃縮タイプのもの）…大さじ1/2
米粉、かたくり粉…各大さじ2
ごま油…大さじ2

下準備

- シーフードミックスは流水で2〜3回水洗いし半解凍する。かたくり粉大さじ1（分量外）を振ってよくもみ、再び水洗いする。キッチンペーパーで水けをしっかりふく
- たこは一口大に切る
- にらは5㎝幅に切る

作り方

1 生地を作る
大きめのボウルに卵を割り入れて、めんつゆを加え、よくまぜる。米粉とかたくり粉を加えて粉っぽさがなくなるまで菜箸でかきまぜる。具をすべて加えさらにまぜる。

2 蒸し焼きにする
フライパンにごま油大さじ1を熱する。ライスペーパー1枚をさっと水にくぐらせてフライパンに敷き、1をのせ平らにする。ふたをし、弱火で3分ほど蒸し焼きにする。

3 仕上げる
ライスペーパー1枚をさっと水にくぐらせて2の上に重ねて1〜2分加熱し、フライ返しなどで返す。ごま油大さじ1を回し入れてふたをし、弱火で3分ほど加熱し、器に盛る。

加藤シェフの
“ちょっとひと手間”
ライスペーパーは
フライパンに入れる直前に、
水をはったボウルや流水に
くぐらせるようにしてください！
具はライスペーパーから
はみ出さないように注意。

超回復ポイント

1枚で食べるほどに疲労回復

小麦粉が体質に合わない人でも食べられ、野菜類のほかキムチも入っているので、腸の調子をととのえるためにもおすすめ。

全量	
624kcal	
たんぱく質	糖質
30.4g	57.3g

超回復の秘訣！

「たこのカルパッチョ にんにくソース」

長友さんお気に入りレシピのひとつ。
たこはものによってはやや塩味の強いものもあるので、
先に味見をしてからしょうゆの量を調節してください！
ガーリックソースのがっつりした味わいと
レモンの酸味のバランスが絶妙です。

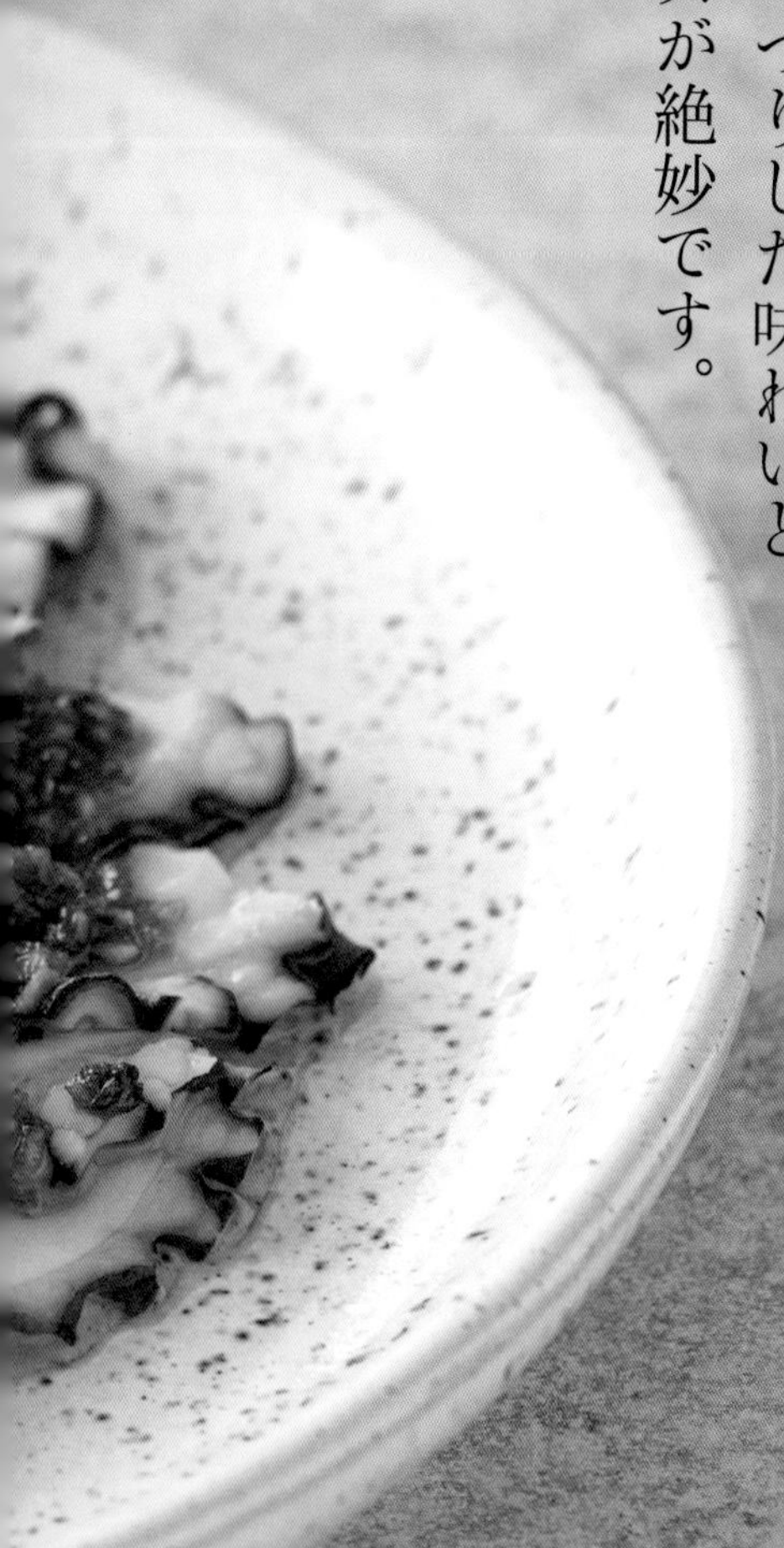

材料 ［2人分］

蒸しだこ…140g
にんにくのみじん切り…2かけ分
オリーブ油…大さじ2.5
しょうゆ…小さじ1
パセリのみじん切り…適量
レモン…1/2個

下準備

- レモンは半分に切り、片方をレモン汁として使う。もう片方はくし形切りにする
- たこは薄切りにする

作り方

1 ソースを作る

小鍋にオリーブ油とにんにくを入れてごく弱火で熱する。にんにくがきつね色になったら火を止め、しょうゆとレモン汁を加える。とろりとし白濁するまで鍋をゆすり、パセリを加えてなじませる。

2 盛りつける

器にたこを盛り、1をかける。レモンを添える。

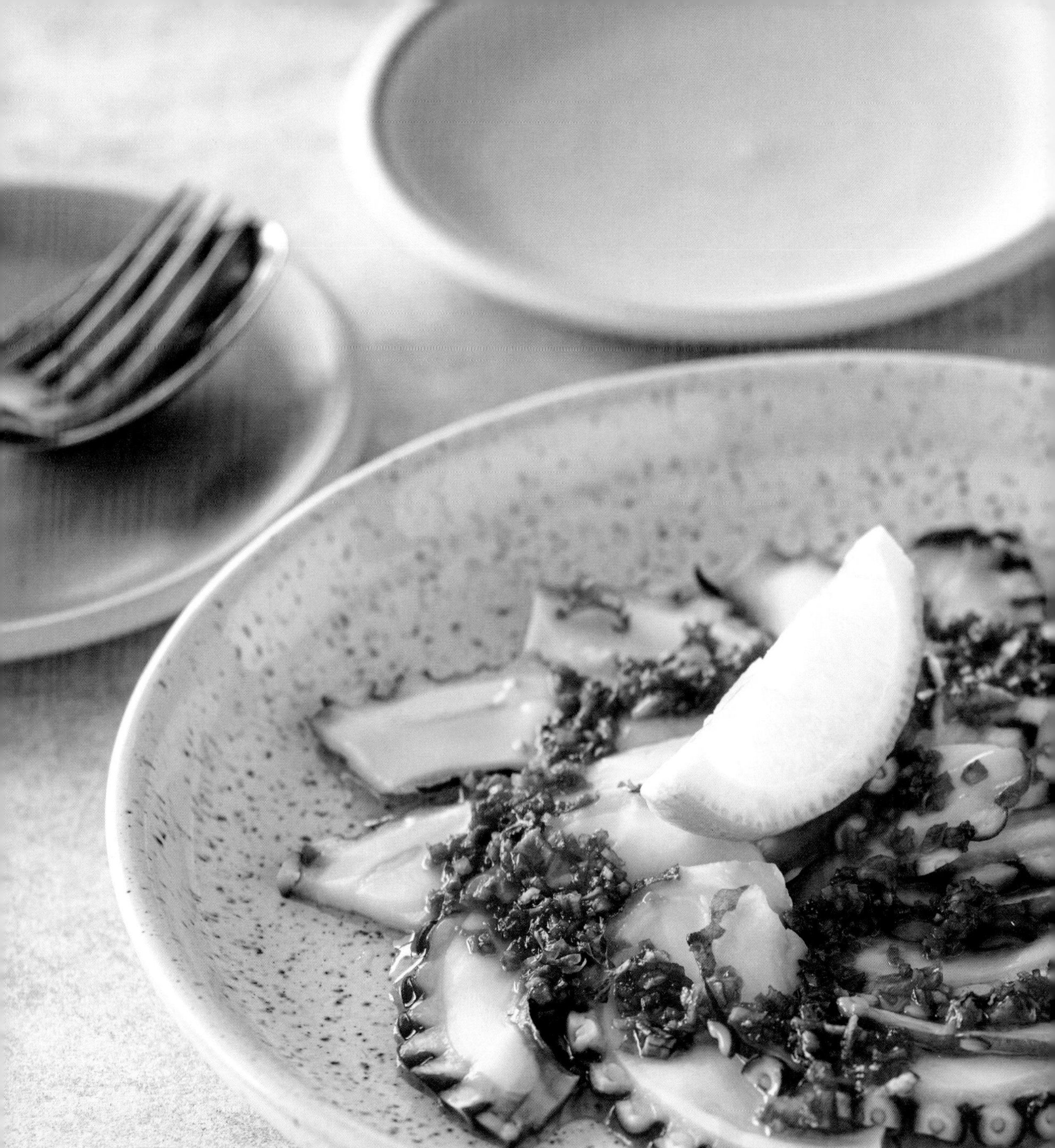

[illegible]回復ポイント

たこのタウリン×にんにくで肝臓を元気に！

飲み会続きで肝臓が弱っているときには、たこのタウリンが味方に。肝臓の解毒能力を強化します。

1人分
214kcal
たんぱく質
16.1g
糖質
2.9g

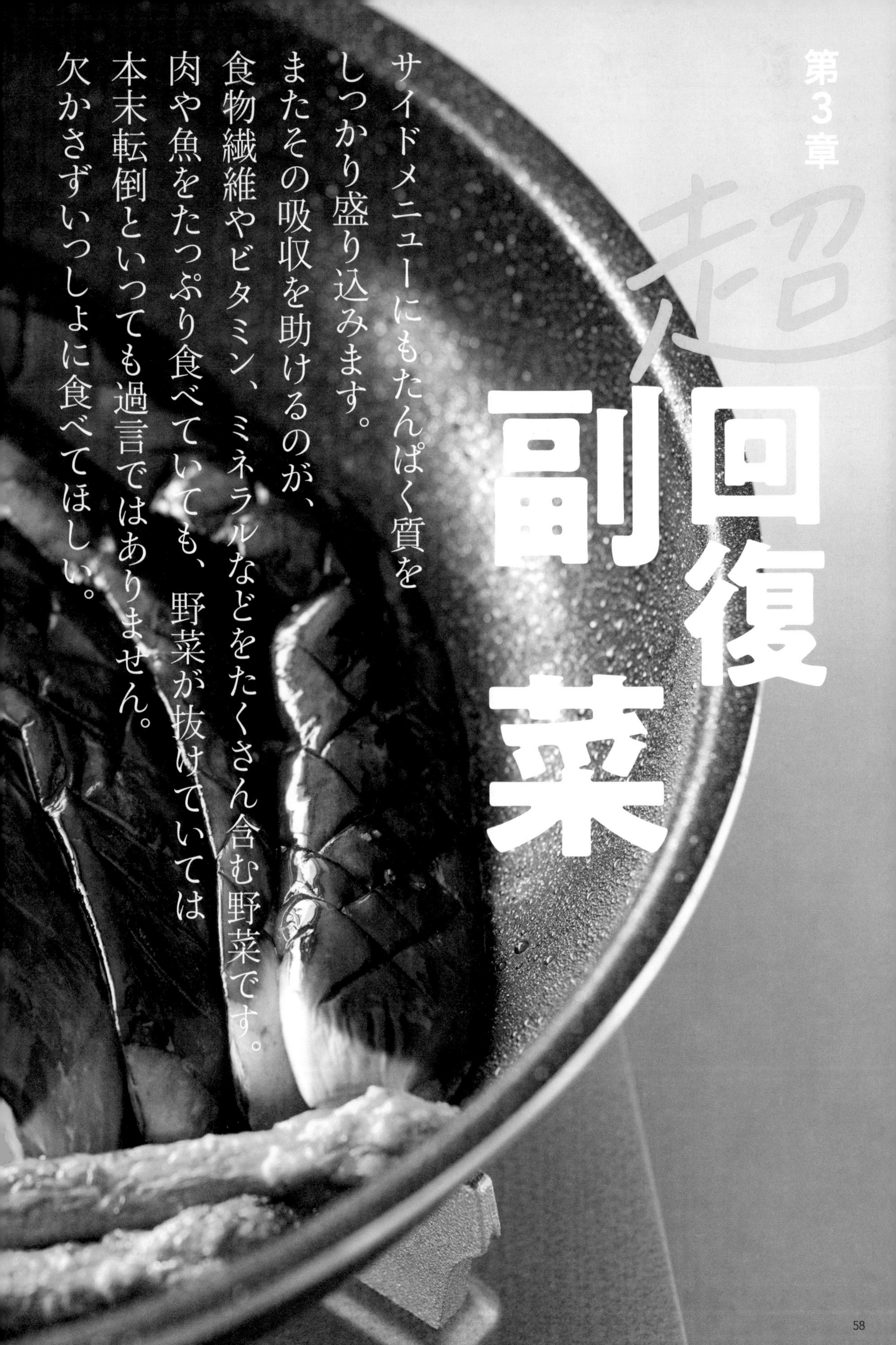

第3章

超回復副菜

サイドメニューにもたんぱく質を
しっかり盛り込みます。
またその吸収を助けるのが、
食物繊維やビタミン、ミネラルなどをたくさん含む野菜です。
肉や魚をたっぷり食べていても、野菜が抜けていては
本末転倒といっても過言ではありません。
欠かさずいっしょに食べてほしい。

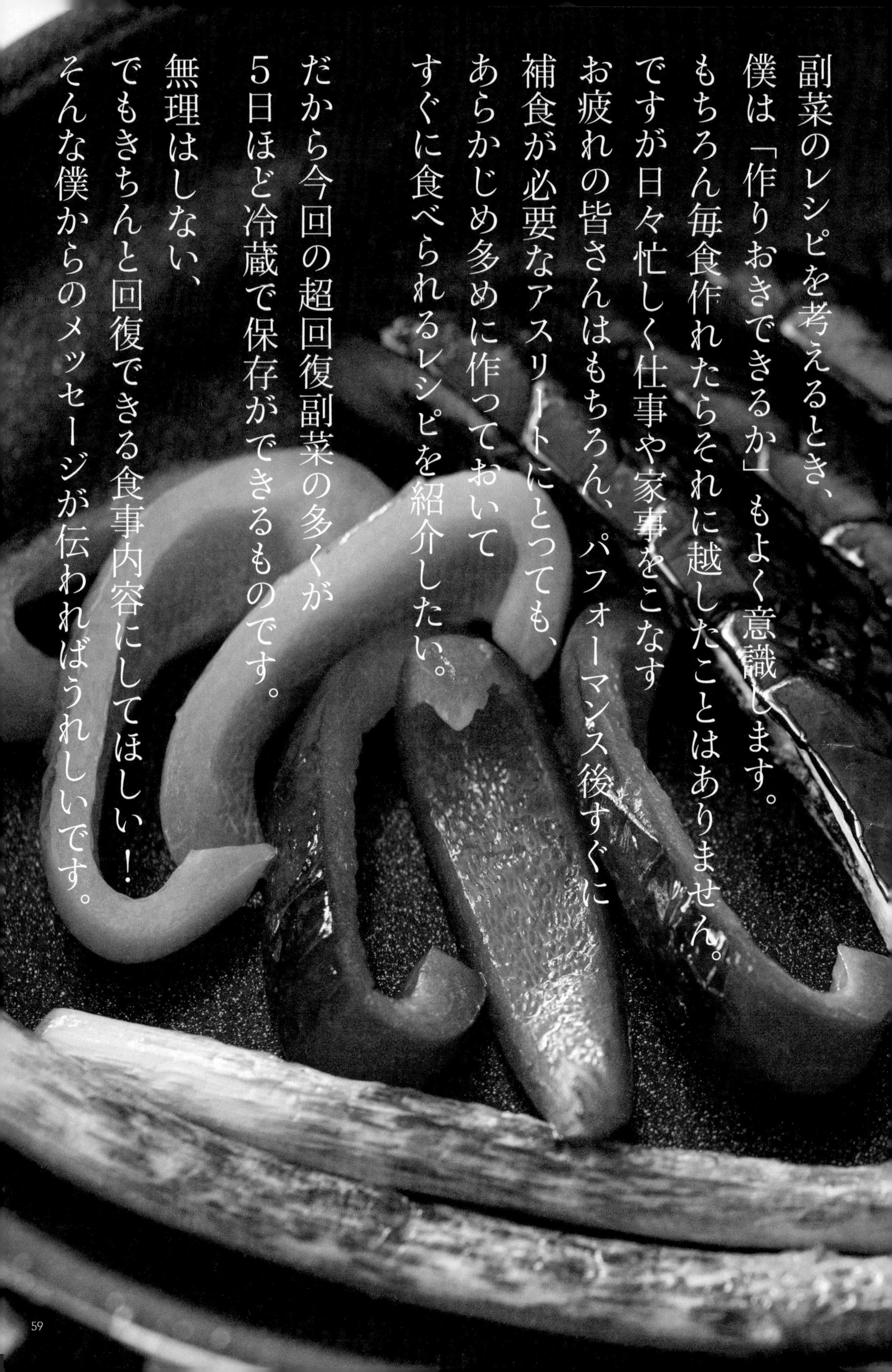

副菜のレシピを考えるとき、
僕は「作りおきできるか」もよく意識します。
もちろん毎食作れたらそれに越したことはありません。
ですが日々忙しく仕事や家事をこなす
お疲れの皆さんはもちろん、パフォーマンス後すぐに
補食が必要なアスリートにとっても、
あらかじめ多めに作っておいて
すぐに食べられるレシピを紹介したい。

だから今回の超回復副菜の多くが
5日ほど冷蔵で保存ができるものです。

無理はしない、
でもきちんと回復できる食事内容にしてほしい！
そんな僕からのメッセージが伝わればうれしいです。

作りおきでビタミン補給

彩り野菜の焼きびたし

保存におすすめのひと品です。シンプルに食べるもよし、カレーやスープの具としても絶品です。

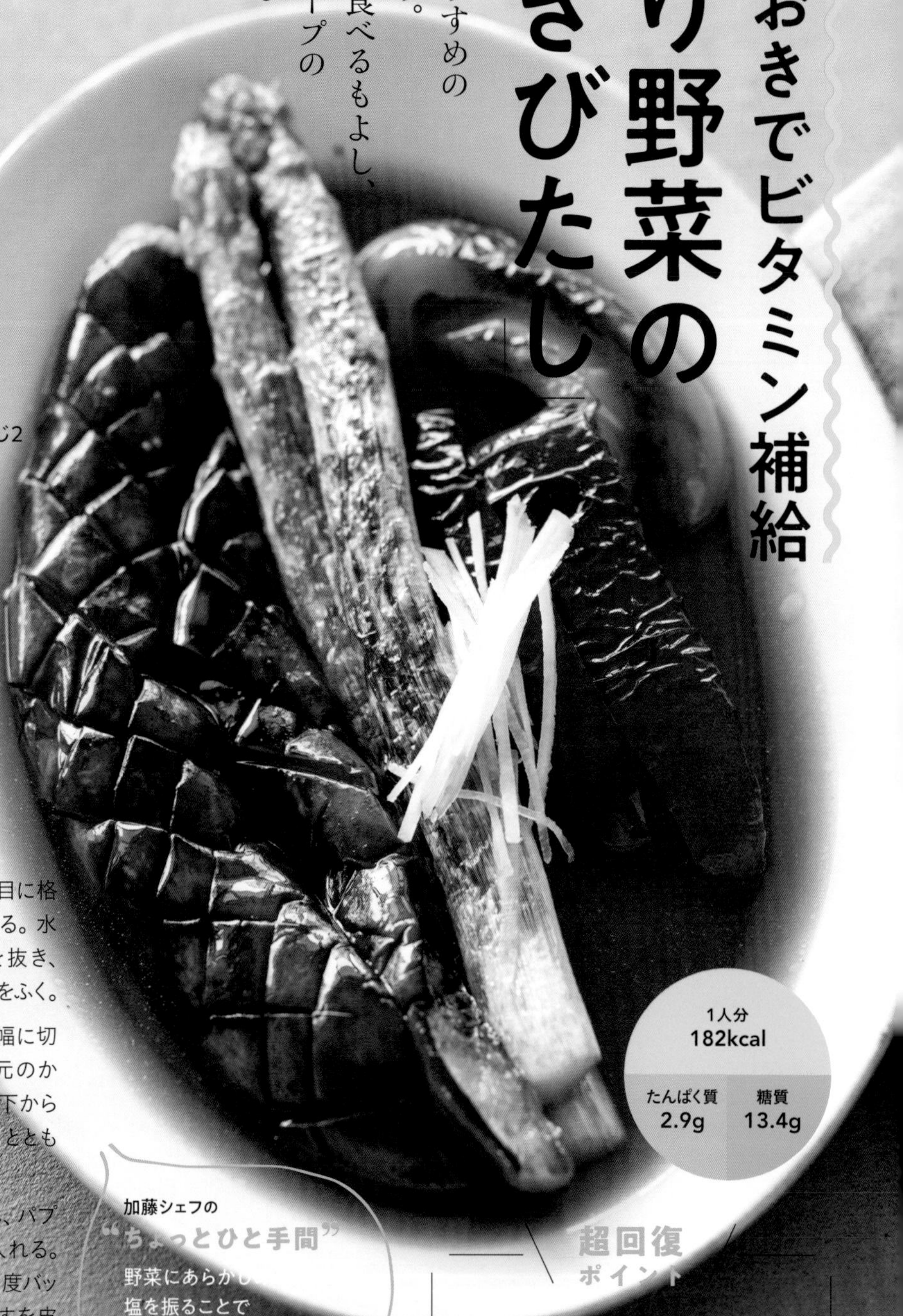

材料［2人分］

なす…1個
パプリカ（赤・黄）…各1/4個
グリーンアスパラガス…2本

〈つゆ〉
- だし…150ml
- しょうゆ…大さじ2
- みりん…大さじ1
- 砂糖…大さじ1

塩…少々
米油（なければサラダ油）…大さじ2
しょうがのせん切り…2枚分

下準備

- 大きめの耐熱容器につゆの材料を入れてまぜ、ラップをふんわりとかけて電子レンジ（600W）で2分加熱する

作り方

1 なすは縦4等分にし、皮目に格子状の切り込みを入れる。水に5分ほど浸してアクを抜き、キッチンペーパーで水けをふく。

2 パプリカは縦に2〜3㎝幅に切る。アスパラガスは根元のかたい部分を切り落とし、下から1/3をピーラーでむく。1とともに塩をすり込む。

3 フライパンに米油を熱し、パプリカとアスパラガスを入れる。焼き色がつくまで熱し、一度バットにとり出す。続けてなすを皮目から入れ、返しながら焼き、全体に焼き色をつけて、同様にバットに移す。

4 つゆを保存容器に入れて3を加え、冷蔵室で30分ほど浸す。器に盛って、しょうがをのせる。

1人分 182kcal	
たんぱく質 2.9g	糖質 13.4g

加藤シェフの
“ちょっとひと手間”
野菜にあらかじめ
塩を振ることで
加熱時間を短縮でき
油の酸化防止になります。

超回復ポイント

野菜たちが体の酸化を防ぎ、疲労防止！

なすの皮に含まれる抗酸化成分、赤パプリカに含まれるβ-カロテンで疲労の予防から回復まで効果抜群。

超回復
ポイント

低脂質
高たんぱくで
体に負担なし

油を削減することで胃がもたれない。揚げるより消化をスムーズに！

チキン南蛮に続く、揚げないシリーズ。案外油を多く使う揚げだしどうふを「焼き」にしました。これならときどきおつまみにしても文句なしですね。

「油少なめでコストもカット新食感！焼き出汁どうふ」

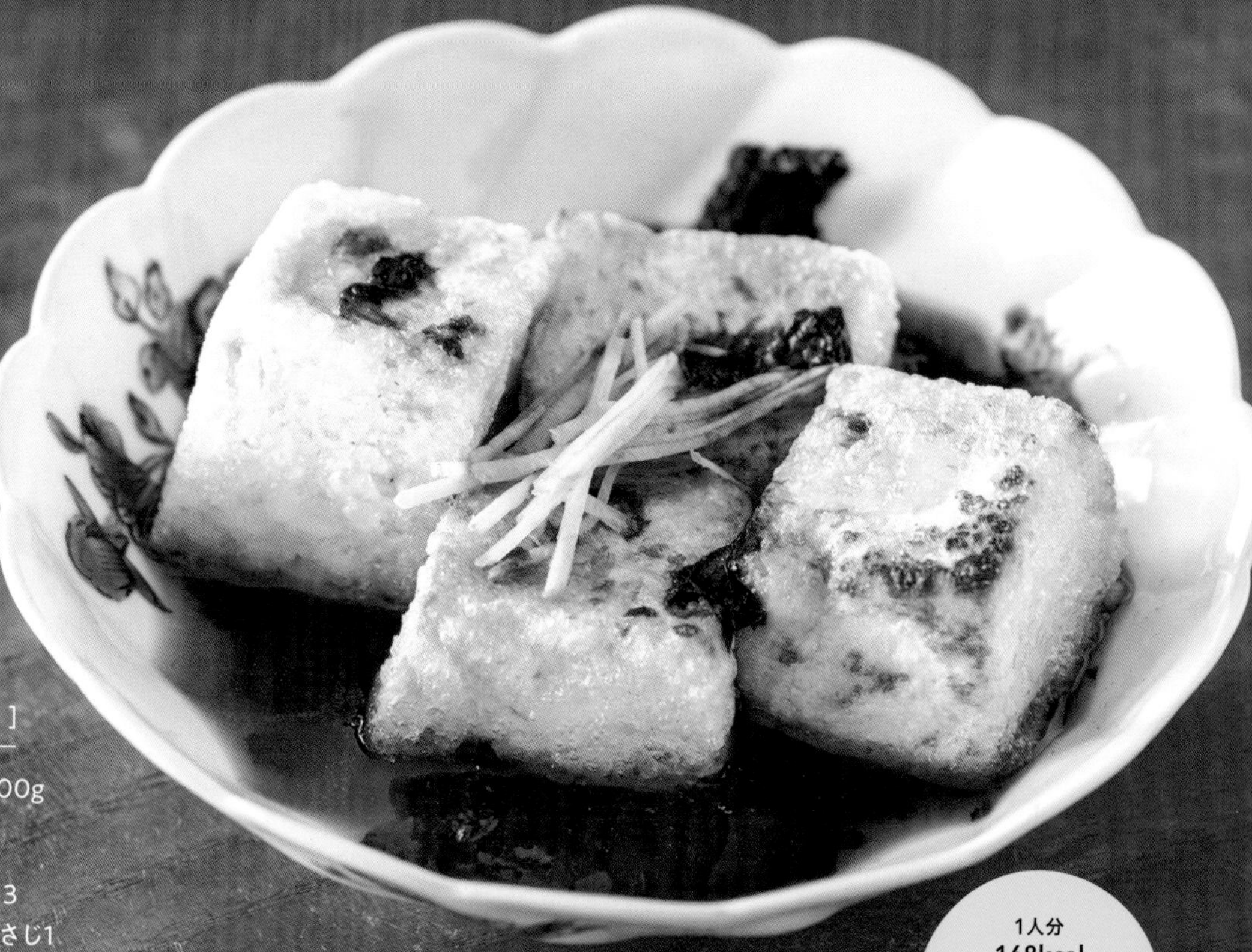

1人分
168kcal

たんぱく質	糖質
7.8g	9.0g

材料［2人分］

木綿どうふ…200g
〈つゆ〉
だし…大さじ3
しょうゆ…大さじ1
みりん…大さじ1/2
砂糖…大さじ1/2
かたくり粉…大さじ1
米油（なければサラダ油）…大さじ1
しょうがのせん切り…2枚分
焼きのり…適量

下準備

- 耐熱容器につゆの材料を入れてまぜ、ラップをふんわりとかけて電子レンジ（600W）で2分加熱する

作り方

1 とうふは4等分にし、キッチンペーパーで包む。耐熱皿にのせ、ラップをふんわりとかけて電子レンジ（600W）で2分加熱する。とうふをとり出し、新しいキッチンペーパーで水けをふく。バットに入れてかたくり粉を全体にまぶす。

2 フライパンに米油を熱して**1**を入れ、全体がこんがりとするまで焼く。器に盛ってのりをちぎりながら散らし、つゆをかけ、しょうがをのせる。

加藤シェフの
“ちょっとひと手間”
焼きのりのかわりにあおさを散らすと、より磯の香りが感じられます。

「アスリートを虜にしたゴールデンコンビ
まぐろとアボカドのタルタル」

長友さん、中澤さんともに好きなレシピで、高たんぱくのまぐろ、良脂質なアボカドとの理想の超回復コンビです。ドレッシングは多めに作って、このレシピにとどまらず、ぜひお好みのサラダに使ってください。

材料［2人分］

まぐろ（さく）…50g
アボカド…1/2個
レモン汁…少々

〈ドレッシング〉
（作りやすい分量）

- オリーブ油…50g
- 白ワインビネガー（なければ酢）…大さじ2
- しょうゆ…小さじ1/2
- ケッパー…5粒
- 塩…小さじ1

下準備

- ドレッシングの材料はミキサーに入れ、ケッパーがこまかくなるまでかくはんする

作り方

1. まぐろとアボカドはそれぞれ5mm角に切る。
2. ボウルに1とレモン汁を入れ、ドレッシング大さじ1.5を加えてまぜる。好みでバゲットを添える。

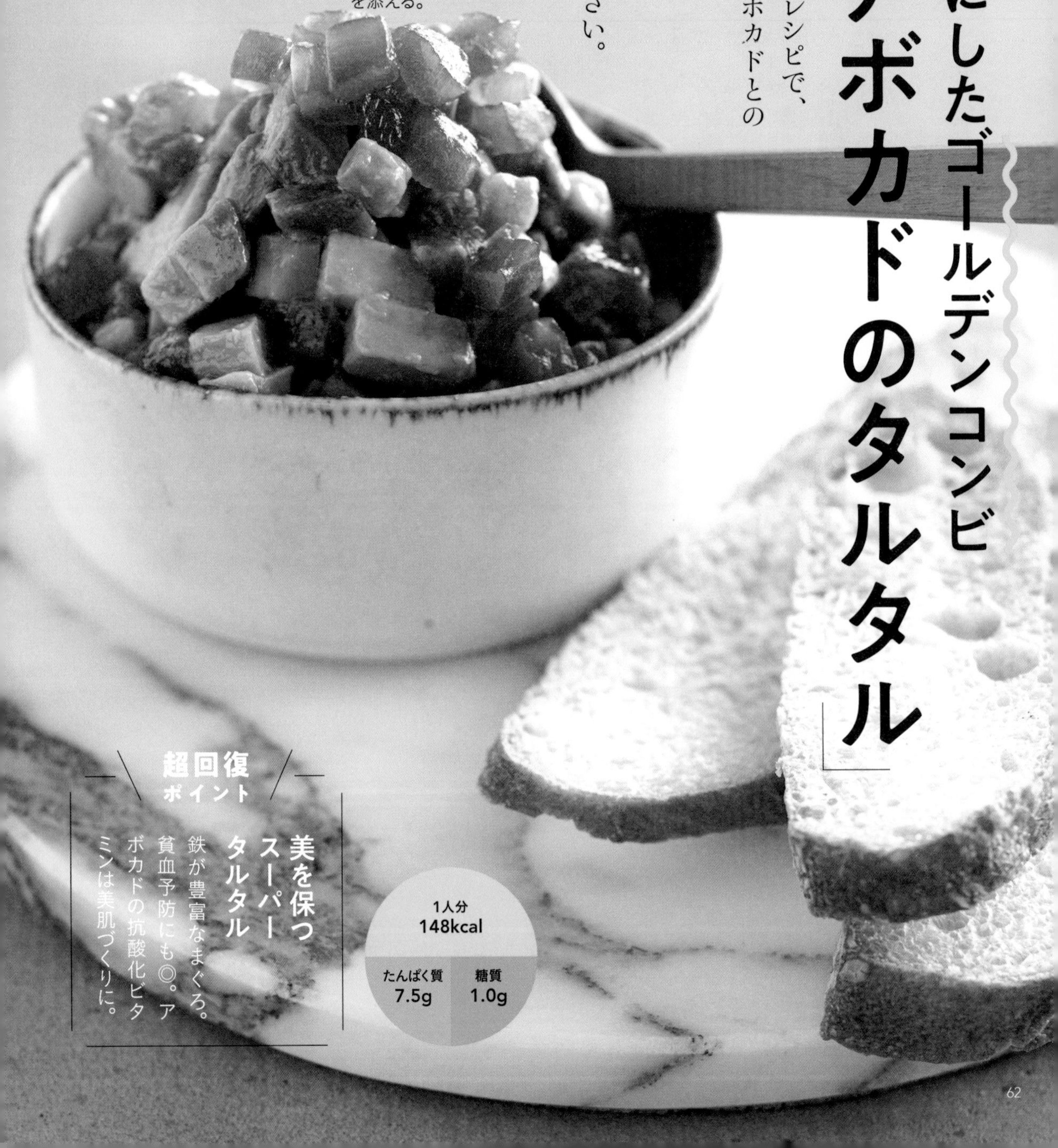

超回復ポイント

美を保つスーパータルタル

鉄が豊富なまぐろ。貧血予防にも◎。アボカドの抗酸化ビタミンは美肌づくりに。

1人分 148kcal	
たんぱく質	糖質
7.5g	1.0g

「しっとりささみの2大回復あえもの」

僕はふだん低温調理器で作ることが多いのですが、ご家庭用に鍋で。火を入れすぎるとかたくなるので余熱で火を通すのがやわらかく仕上げるコツです。

共通の下処理

- ささ身は筋をとる
- 小鍋にたっぷりの湯を沸かして塩を加える。火を止めてささ身を入れ、ふたをして5分ほど蒸す。湯をきってとり出し、キッチンペーパーで水けをふく

アボカドとともにわさびをきかせて

材料［2人分］

鶏ささ身…4本
アボカド…1個

〈あえごろも〉
しょうゆ…大さじ2
マヨネーズ…大さじ2
わさび…小さじ1

下準備

- 大きめのボウルにあえごろもの材料をまぜる
- アボカドは横5㎜幅に切って器に盛る

作り方

1 「共通の下処理」を参照し、ささ身を用意する。

2 あえごろものボウルに1を手で裂きながら加える。しっかりとまぜてアボカドの入った器に盛る。

超回復ポイント

腸をキレイにする

アボカドに豊富なビタミンEは体の酸化を防止。食物繊維で腸の調子もととのえます。

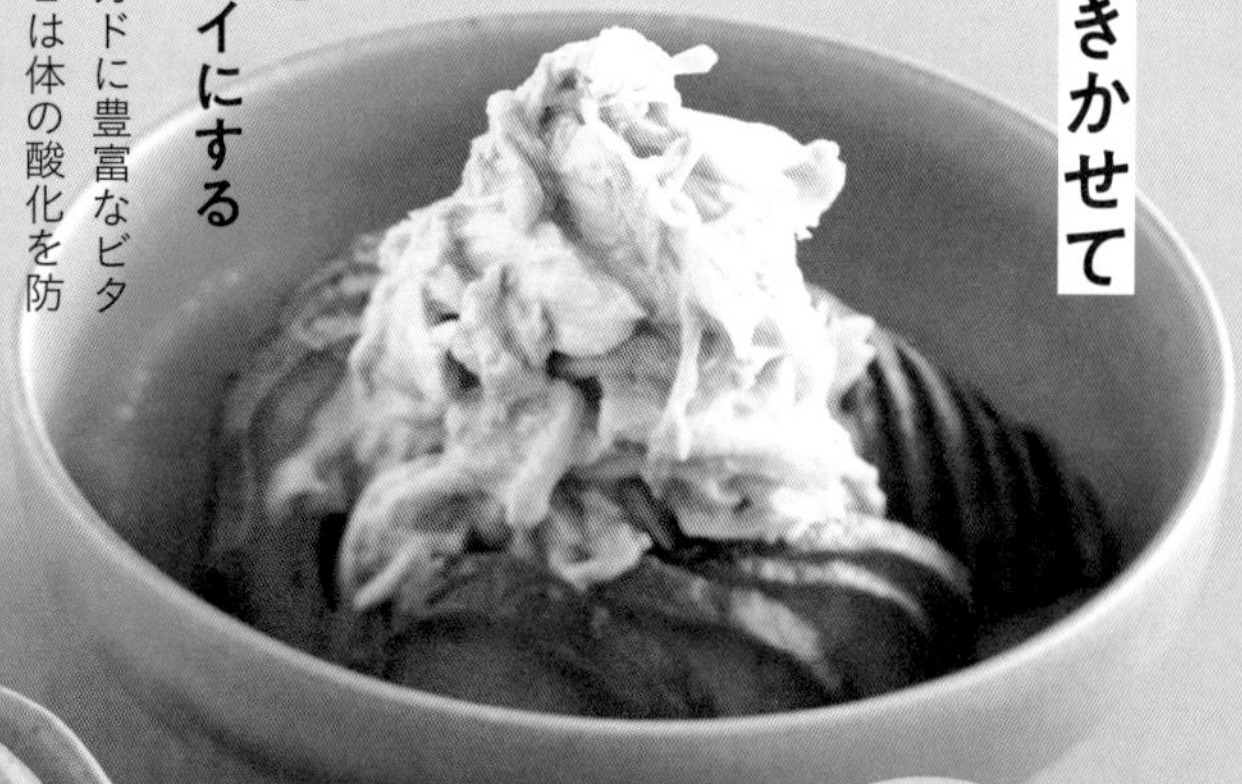

1人分 340kcal
たんぱく質 27.2g
糖質 4.8g

きゅうりとあえてやみつき味に

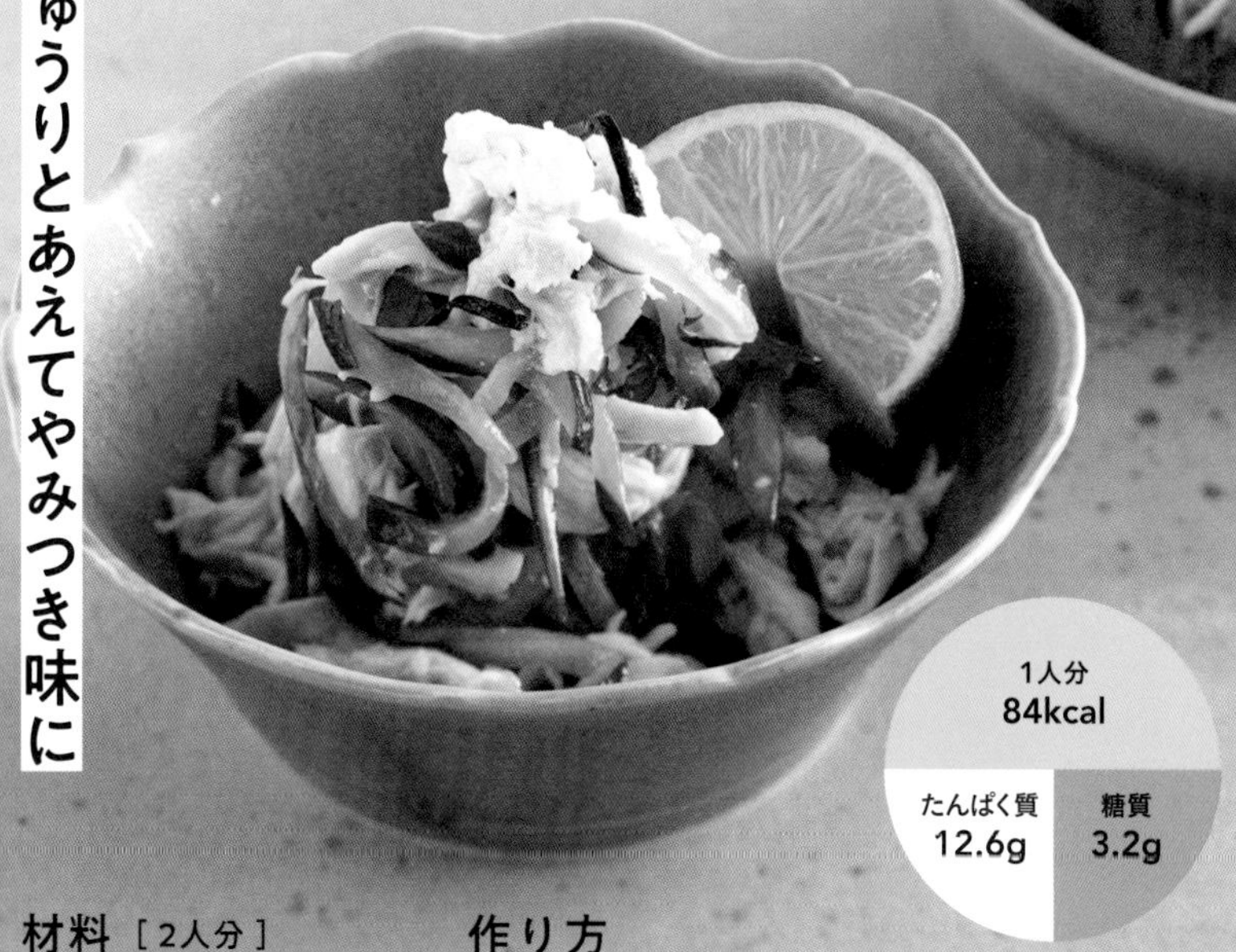

1人分 84kcal
たんぱく質 12.6g
糖質 3.2g

材料［2人分］

鶏ささ身…2本
きゅうり…1本
塩昆布…少々

〈合わせ調味料〉
酢…大さじ1
砂糖、鶏ガラスープのもと…各小さじ1
ごま油…小さじ1

作り方

1 「共通の下処理」を参照し、ささ身を用意する。

2 まないたの上に塩少々（分量外）を振ってきゅうりをおき、転がして板ずりする。よく洗ってキッチンペーパーで水けをふき、せん切りにする。

3 2をボウルに入れ、塩少々（分量外）を加えて塩もみをする。合わせ調味料の材料と、1、塩昆布を加えしっかりとまぜる。器に盛り、好みですだちやライムをしぼる。

超回復ポイント

おつまみも超回復

副菜にもたんぱく質をプラス。おつまみレシピにもおすすめ。

加藤シェフの
“ちょっとひと手間”

塩もみの際、水きりネットを使うととっても便利です。水分がしっかりきれて、ほかの食材とよくなじみます。

食べる天然サプリメント②
「いわしのマリネ」

天然のサプリメントとも呼ばれる、いわし。体にいい栄養素がたっぷりなため、積極的に食べることをおすすめします！新鮮なものが手に入ったらぜひマリネにして楽しんでください。

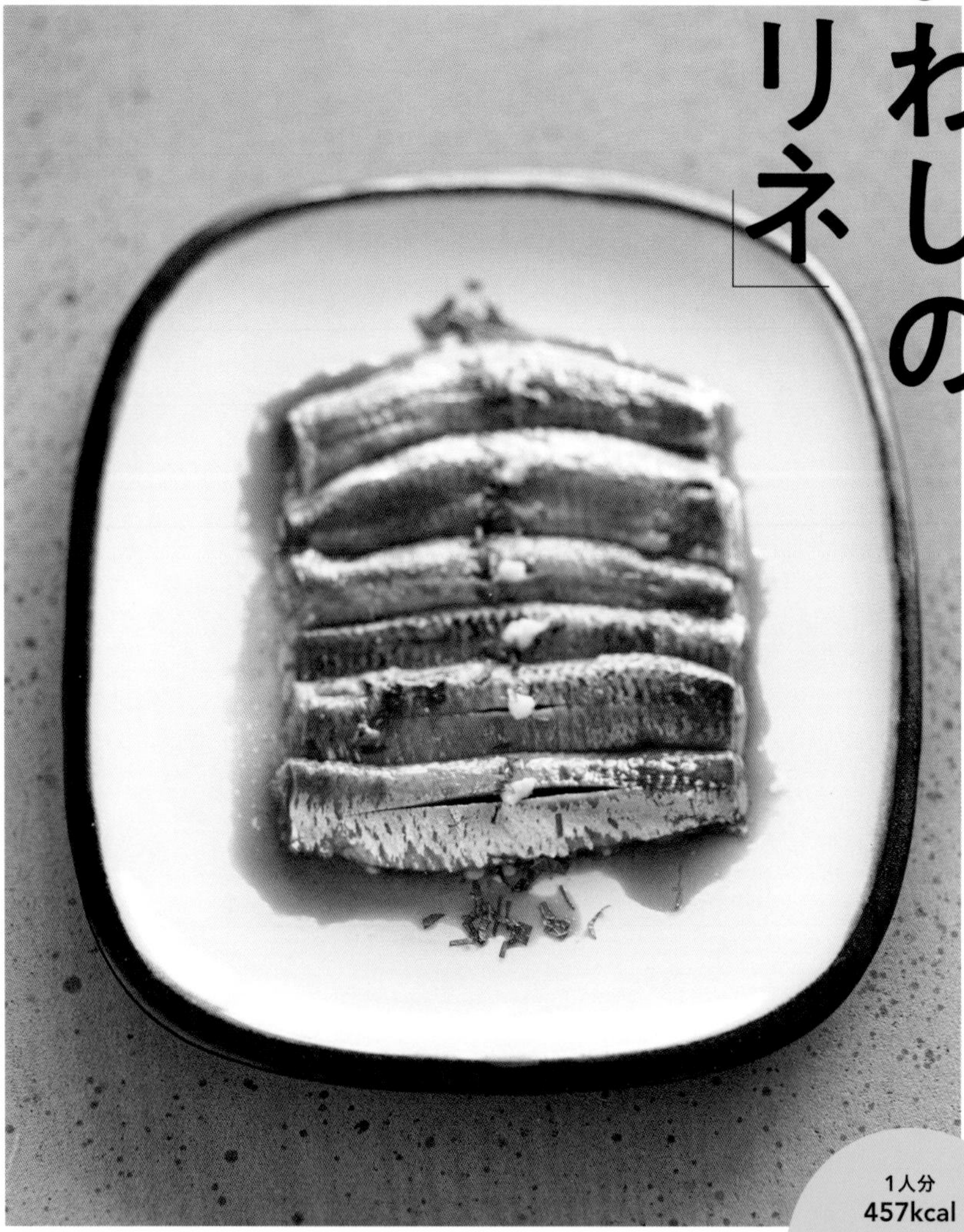

1人分 457kcal

たんぱく質	糖質
28.9g	1.8g

材料［2人分］

真いわし（刺し身用・三枚におろしたもの）…6尾分

〈マリネ液〉

- 米酢（なければ穀物酢）…大さじ1
- オリーブ油…適量

ポン酢しょうゆ…小さじ1
塩、砂糖…各小さじ1
しょうがのすりおろし…適量
青じそ…適量

下準備

- いわしは皮をはぐ
- 青じそはこまかく刻む

作り方

1. いわしはバットなどに並べ入れ、塩と砂糖をまぶし、ラップをぴっちりとかけて冷蔵室で30分〜1時間おく。
2. ボウルに酢洗い用の冷水100mlに酢100ml（分量外）を加え、1をくぐらせてバットに並べる。キッチンペーパーで水けをふく。
3. 別のバットに2を並べ入れマリネ液の材料を加えて浸す。ラップをぴっちりとかけ冷蔵室で1時間以上ねかせる。器に盛ってポン酢を回しかけ、しょうがと青じそをのせる。

超回復ポイント

いわしで血のめぐりをよくする

いわしに豊富なオメガ3は動脈硬化予防に。体内でつくることができない必須脂肪酸であるため食品からとる必要あり。

特製だしで作る 2大「ほっこり」煮物

入手しづらい材料はいっさい不要！
ご自宅にあるもので気軽に
作ってみてください。

材料 ［作りやすい分量］

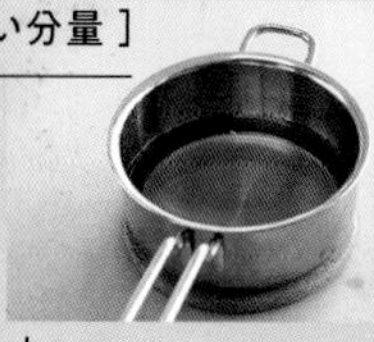

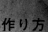

水…2l
削り節…15g
白だし…100ml
薄口しょうゆ…25ml
みりん…50ml

作り方

鍋に水を入れて加熱し、ふつふつとしてきたら削り節を加えて火を止める。残りの材料を加え、3分ほどおく。ざるで削り節をこしながらとり出す。冷蔵室で3～5日保存可能。

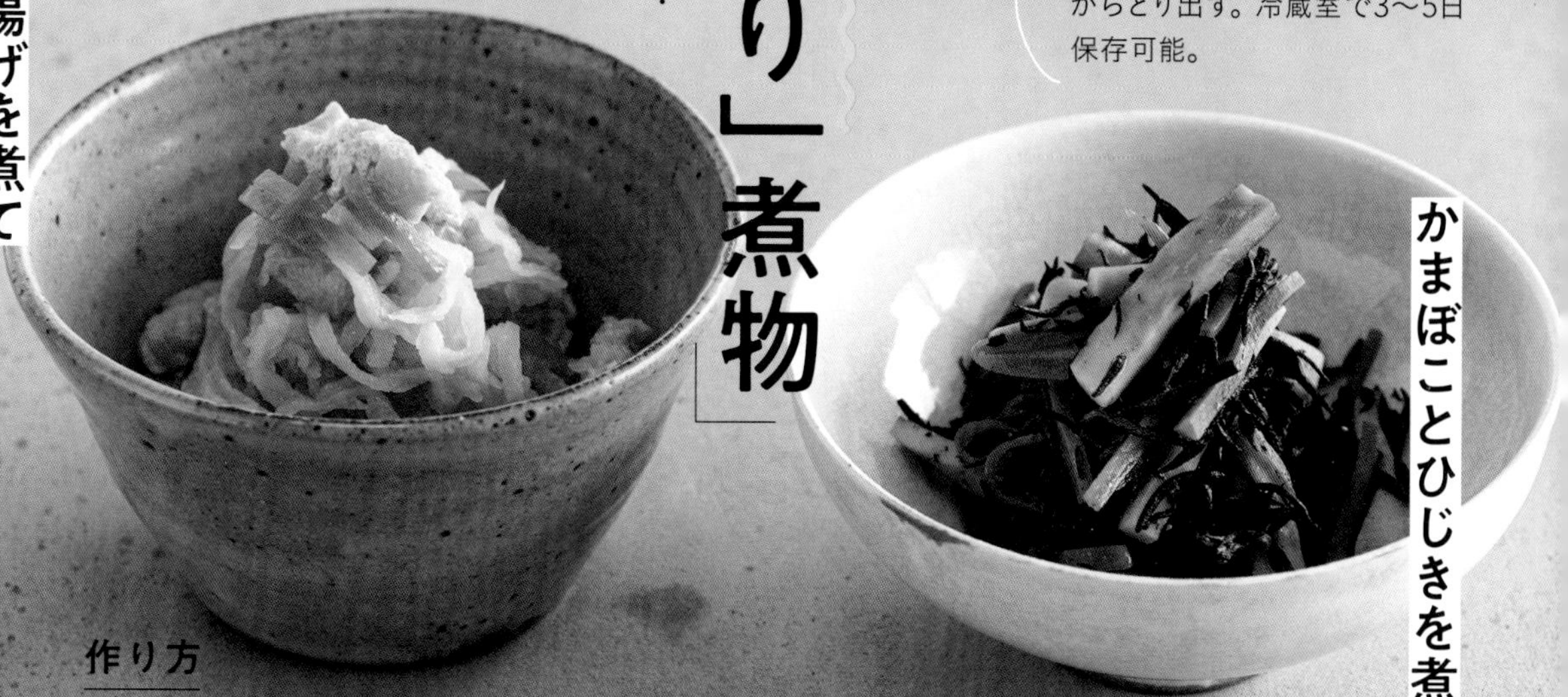

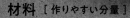

切り干し大根と油揚げを煮て

材料 ［作りやすい分量］

切り干し大根…35g
油揚げ…1枚
にんじん…1/3本
特製だし…500ml
米油（なければサラダ油）…大さじ1

作り方

1 切り干し大根はたっぷりの水でもどし、水けをしぼる。にんじんはせん切りにし、油揚げは1㎝幅に切る。

2 フライパンに米油を熱し、にんじんを入れて弱火で5～10分いためる。切り干し大根と油揚げを加えて全体をまぜる。

3 2に特製だしを加えてふたをし、汁が半分になるまで煮る。好みで白だし少々を加えて味をととのえる。

超回復ポイント

食物繊維をプラスし、腸活にも！

切り干し大根の食物繊維でおなかの調子もよく。

全量 384kcal
たんぱく質 12.2g
糖質 28.9g

かまぼことひじきを煮て

材料 ［作りやすい分量］

乾燥ひじき…15g
かまぼこ…1本（145g）
にんじん…1/3本
特製だし…250ml
白だし…小さじ1
米油（なければサラダ油）
…大さじ1/2

作り方

1 ひじきはたっぷりの水でもどし、水けをしぼる。にんじんはせん切りにし、かまぼこは5㎜幅に切る。

2 フライパンに米油を熱し、にんじんを入れて弱火で5～10分いためる。ひじきと特製だしを加えてふたをし、汁が半分になるまで煮る。

3 2にかまぼこを加えて全体をまぜ、白だしを加えてまぜる。

超回復ポイント

かまぼこでお手軽プロテインチャージ

必須アミノ酸がとれるかまぼこ。下処理いらずなため手軽にたんぱく質が補給できます。

全量 219kcal
たんぱく質 14.7g
糖質 19.3g

骨の味方！しらすときくらげの「ふわふわたまご」

成長期のお子さんがいるご家庭では骨の強化におすすめです。

1人分
243kcal

たんぱく質 16.7g　糖質 5.6g

材料［2人分］

しらす…30g
乾燥きくらげ…6g
とき卵…4個分

〈合わせ調味料〉
オイスターソース、しょうゆ、酒…各小さじ1
砂糖…大さじ1/2
鶏ガラスープのもと…小さじ1
水…100ml

〈水どきかたくり粉〉
かたくり粉…小さじ1
水…小さじ2

米油（なければサラダ油）…大さじ1

下準備

- 水どきかたくり粉、合わせ調味料の材料はそれぞれまぜる
- 乾燥きくらげはたっぷりの水でもどす

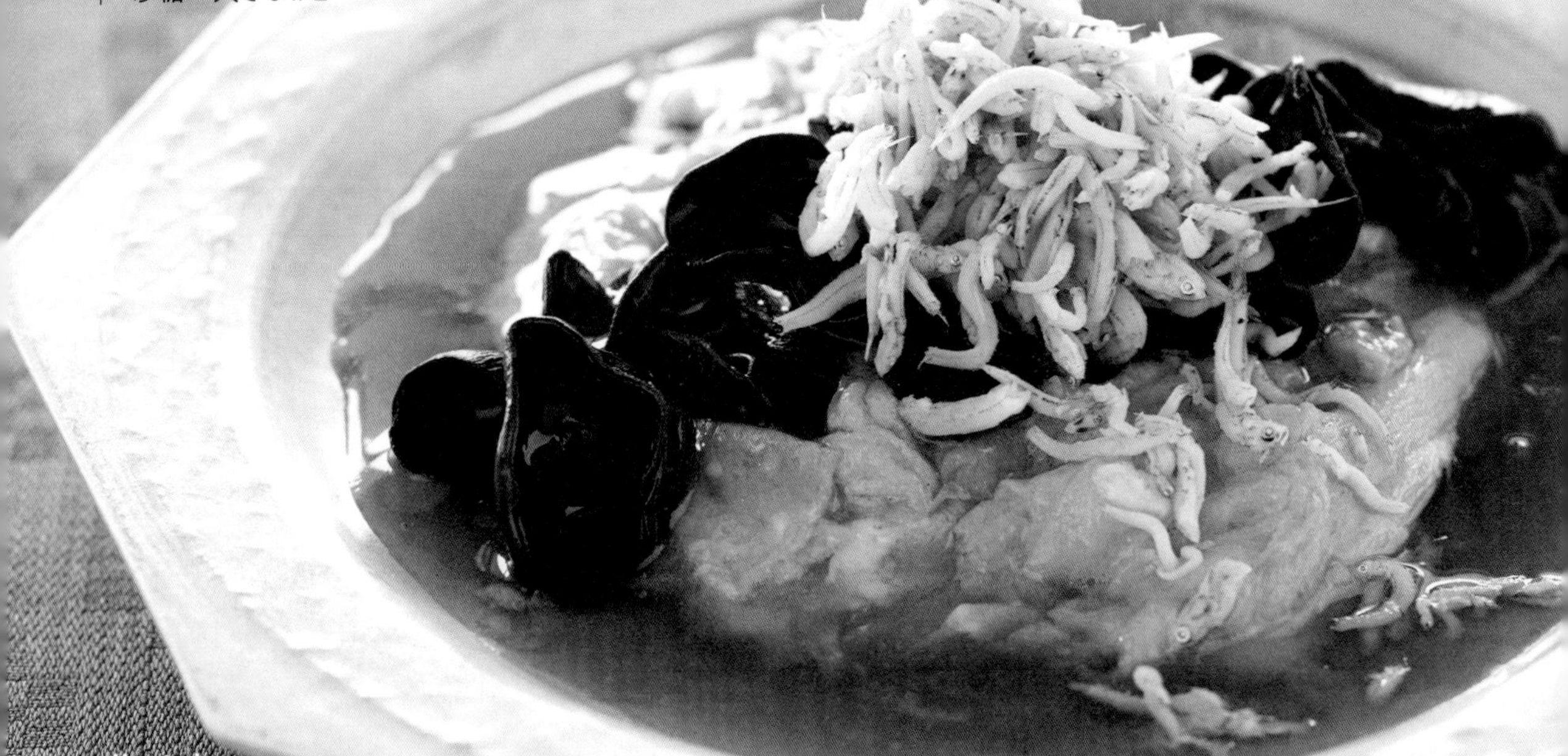

作り方

1 きくらげは大きければ一口大に切る。

2 フライパンに米油を熱してとき卵を入れ、半熟になるまで加熱し器にとり出す。

3 キッチンペーパーで**2**のフライパンの余分な油をふきとり、**1**を入れていためる。合わせ調味料を加えてひと煮立ちしたら、水どきかたくり粉をもう一度まぜて加え、ざっとまぜる。

4 **2**に**3**をかけて、しらすをのせる。

超回復ポイント

しらすときくらげ、二人三脚で骨を丈夫に！

しらすにはカルシウムが豊富。また、しらすとキクラゲにはビタミンDが含まれており、カルシウムの吸収をサポートします。骨の健康のためには相性抜群の組み合わせ！

小松菜や
チンゲンサイ
などでも
おいしいです！
好みの青菜でどうぞ。

「サクッと炒めて ビタミン補給 ほたてと青菜の塩ソテー」

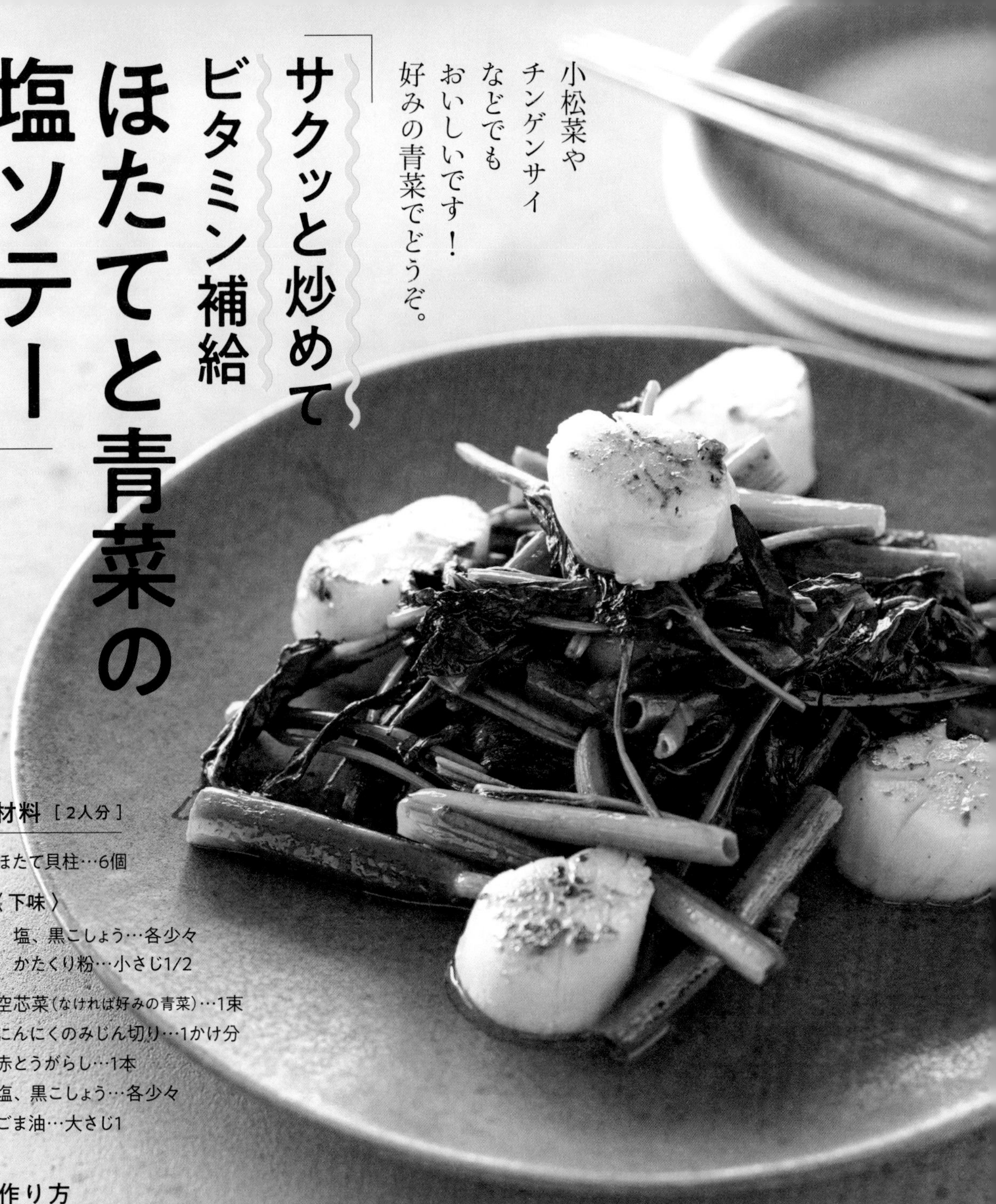

材料［2人分］

ほたて貝柱…6個

〈下味〉

- 塩、黒こしょう…各少々
- かたくり粉…小さじ1/2

空芯菜（なければ好みの青菜）…1束
にんにくのみじん切り…1かけ分
赤とうがらし…1本
塩、黒こしょう…各少々
ごま油…大さじ1

作り方

1. 空芯菜は5㎝長さに切る。ほたてはキッチンペーパーで水けをふきとり、下味の塩とこしょうを振り、かたくり粉を全体にまぶす。赤とうがらしは種をとる。
2. フライパンにごま油を熱し、にんにく、赤とうがらしを入れて弱火で熱する。にんにくがきつね色になってきたら、ほたてを加えて両面がこんがりするまで焼く。
3. 2に空芯菜を加えてざっといため、塩、こしょうを加えて味をととのえる。

超回復ポイント

空芯菜で元気をチャージ！

空芯菜は抗酸化ビタミンがたっぷり。ほたてには肝臓の働きを活発にするタウリンも含まれています。

1人分 149kcal
たんぱく質 17.2g
糖質 4.8g

ビタミンCの王様
まるごとカリフラワーステーキ

ビタミンCたっぷりのカリフラワーはステーキで豪快に！
じっくり蒸し焼きにし、甘みを出します。

材料［2人分］

カリフラワー…1個
塩…2g
オリーブ油…大さじ2
パルミジャーノチーズ
（なければ粉チーズ）
…適量
あらびき黒こしょう…少々

作り方

1 カリフラワーは4等分にする。

2 フライパンに水100mlと塩、1を入れてふたをし、水分がなくなるまで5〜10分蒸し焼きにする。ややこんがりとしたらふたをとり、オリーブ油を加えて全体がきつね色になるまで焼く。

3 2を器に盛り、チーズ、あらびき黒こしょうを振り、好みで塩少々を振る。

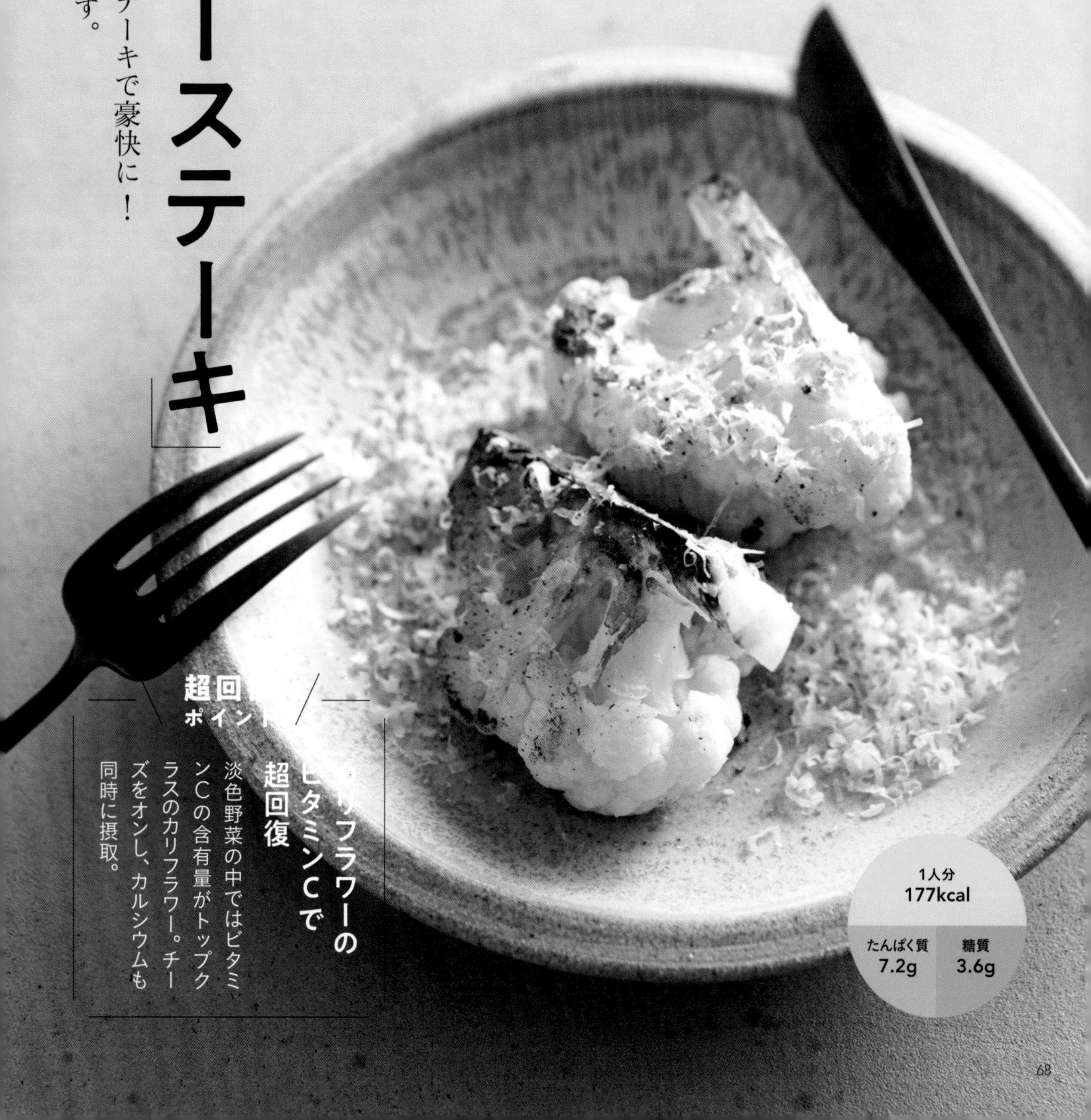

超回復ポイント

カリフラワーのビタミンCで超回復

淡色野菜の中ではビタミンCの含有量がトップクラスのカリフラワー。チーズをオンし、カルシウムも同時に摂取。

1人分 177kcal	
たんぱく質	糖質
7.2g	3.6g

食べる天然サプリメント③「あじのなめろう」

ポイントはあじの分量。僕なりに研究したどり着いた、〝黄金比率〟です。

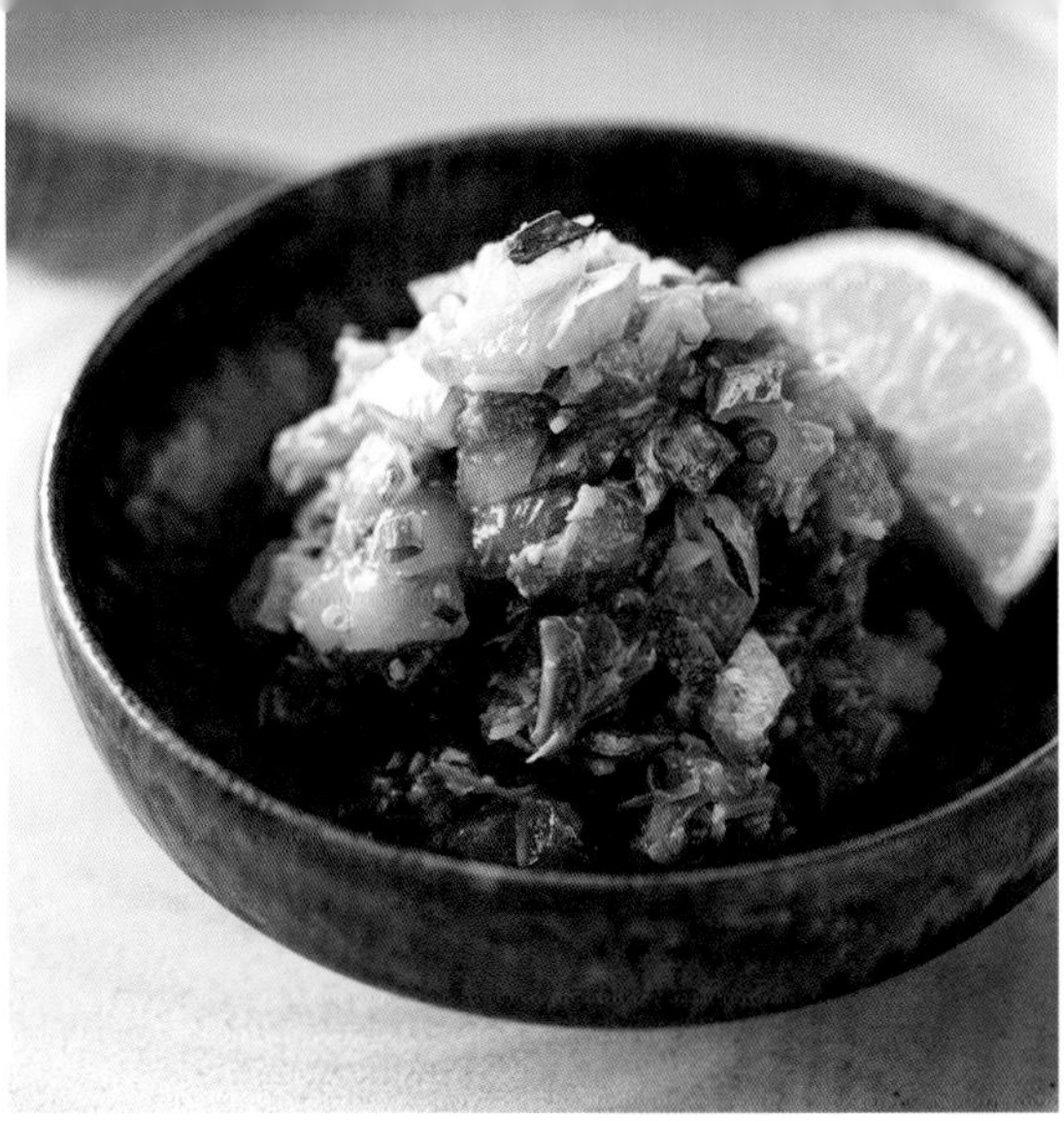

材料［2人分］

あじ（刺し身用）…240g
しょうがのみじん切り…小さじ2
梅肉（たたいたもの）…1個分
みそ…20g
細ねぎの小口切り…少々

作り方

1 あじはあらいみじん切りにする。残りの材料をのせ、包丁でたたきながら全体をまぜ合わせる。

2 1を器に盛り、好みですだちなどを添える。

1人分	
155kcal	
たんぱく質	糖質
25.1g	2.3g

超回復ポイント

おいしく食べて目をリラックス

あじは抗酸化作用に優れており、老化防止のほか眼精疲労にも効果的。

食べるビタミンC！「無限パリパリピーマン」

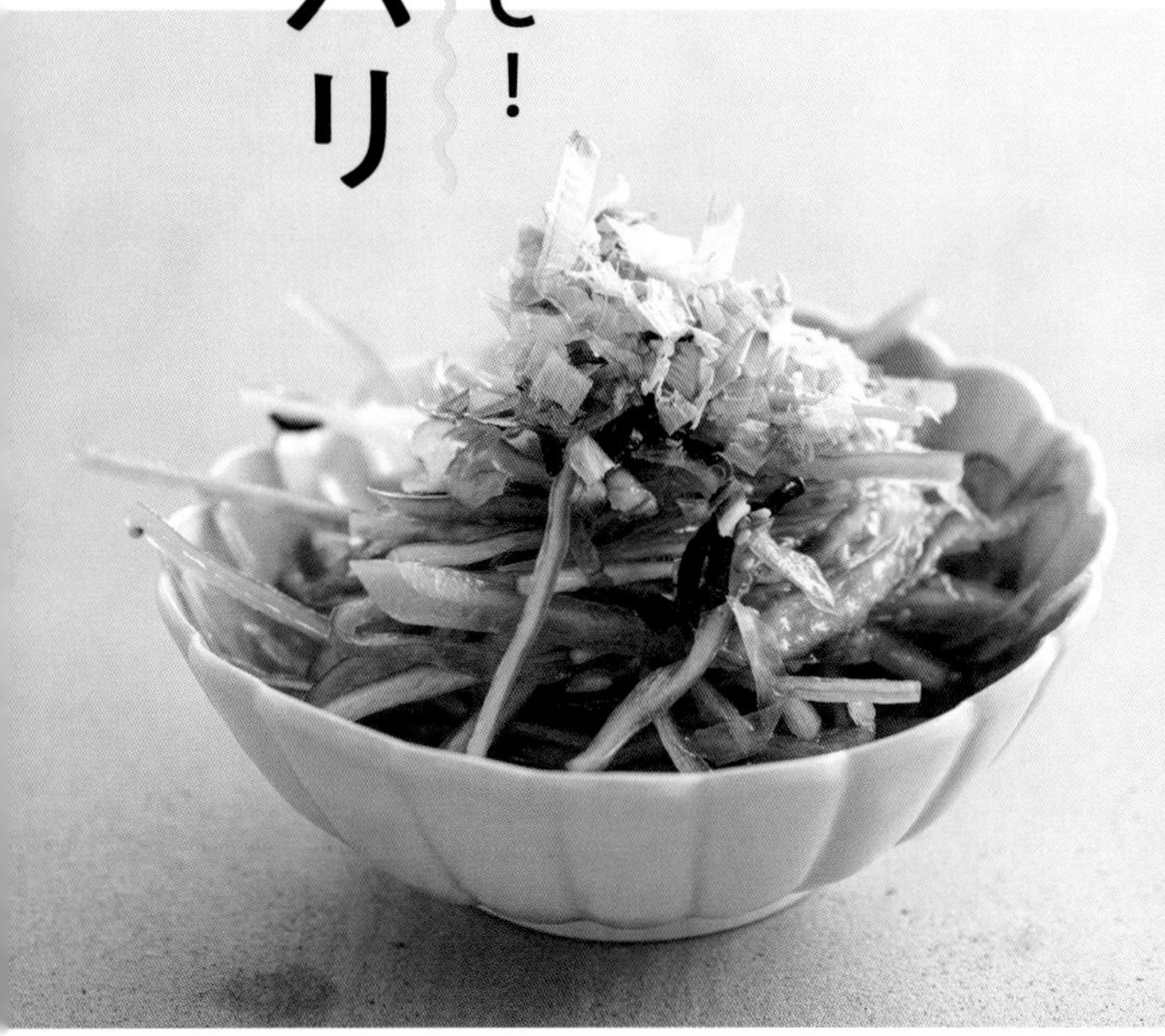

ピーマンは生で食べると栄養分を余すことなく吸収できます。水に少し浸せば、苦みはやわらぐのでご安心を。

材料［作りやすい分量］

ピーマン…3個
塩昆布…3g
いり白ごま…小さじ1
ポン酢しょうゆ…大さじ1
ごま油…大さじ1/2
削り節…ひとつまみ

作り方

1 ピーマンは縦半分に切ってから横に薄切りにし、氷水に10分ほど浸す。ざるに上げて水けをきり、キッチンペーパーでしっかり水けをふく。

2 1をボウルに入れ、ごま油を加えてざっとあえる。削り節以外の材料を加えてさらにあえ、器に盛り、削り節をのせる。

全量	
104kcal	
たんぱく質	糖質
2.5g	4.6g

超回復ポイント

ビタミンCたっぷりのピーマン

ピーマンからはビタミンCが摂取でき、疲労回復や美肌づくりに役立ちます。

「変幻自在な3種のナムル盛り」

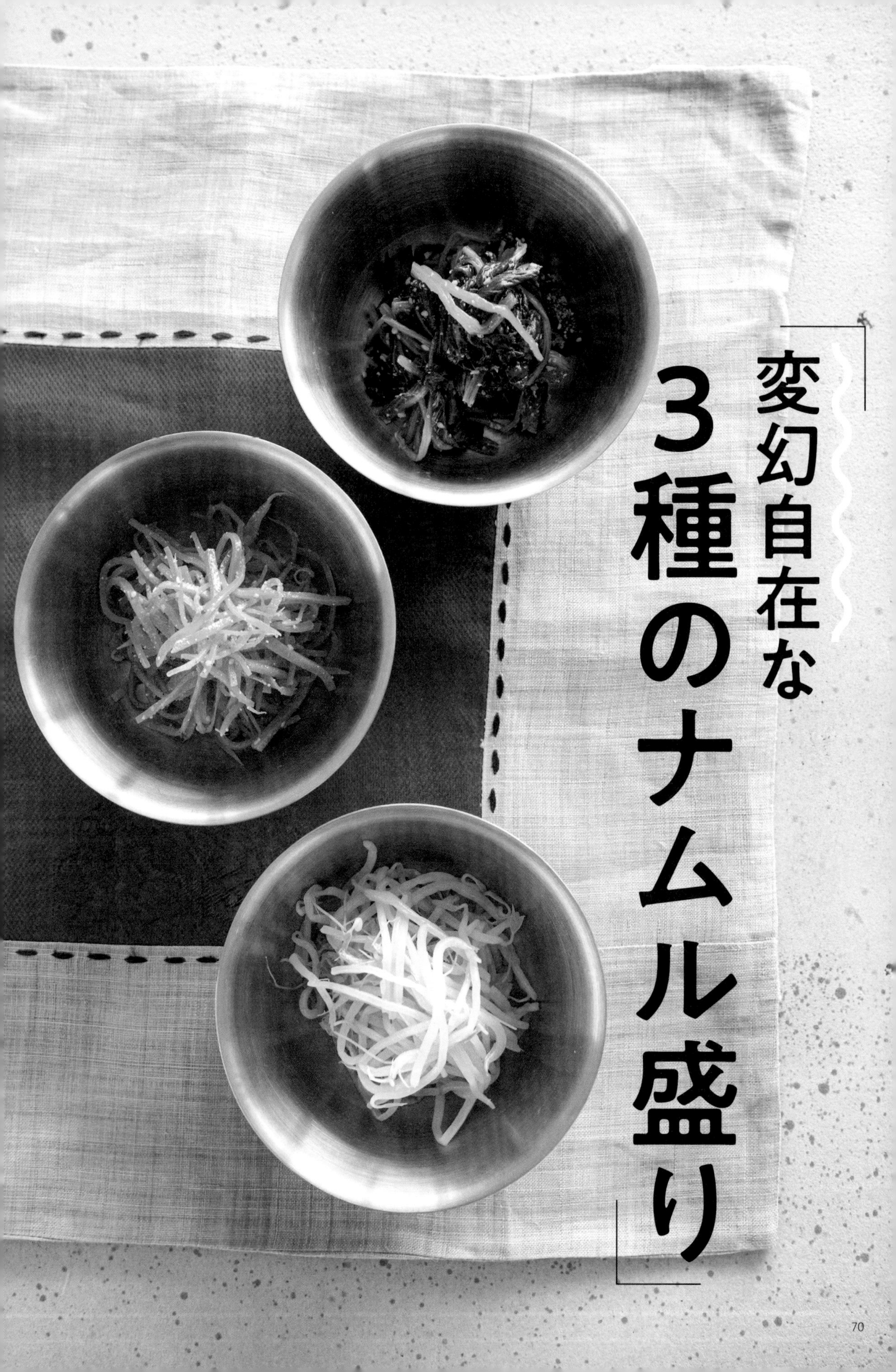

常備野菜として、
おすすめなのがナムル。
小鉢にもできますし、
忙しい日は焼いた肉を
合わせるだけで
即ビビンバにもなります。
もやしはピリ辛にしても
いいですよ。

［1色目］ほうれんそう

全量 234kcal
たんぱく質 7.4g　糖質 1.5g

材料［作りやすい分量］

ほうれんそう…1束
ごま油…大さじ1
すり白ごま…大さじ1
塩…少々

作り方

1 鍋に湯500mlを沸かし、塩小さじ1/2（分量外）を加えて、ほうれんそうを根元から入れて10〜20秒ゆで、冷水にとる。あら熱がとれたらぎゅっと水けをしぼり、キッチンペーパーで水けをしっかりふく。

2 1を3〜4cm長さに切ってボウルに入れ、ごま油を加えてざっとあえる。残りの材料を加えてさらにあえる。

［2色目］にんじん

全量 228kcal
たんぱく質 3.8g　糖質 7.2g

材料［作りやすい分量］

にんじん…1/2本
ごま油…大さじ1
すり白ごま…大さじ1
塩…少々

作り方

1 にんじんはせん切りにしてボウルに入れ、塩少々（分量外）を振る。

2 1の水けをぎゅっとしぼってボウルに入れ、ごま油を加えてざっとあえる。残りの材料を加えてさらにあえる。

［3色目］もやし

全量 196kcal
たんぱく質 5.5g　糖質 4.1g

材料［作りやすい分量］

もやし…1袋（200g）
ごま油…大さじ1
鶏ガラスープのもと…小さじ1
いり白ごま…大さじ1
塩…少々

作り方

1 鍋に湯500mlを沸かし、塩小さじ1/2（分量外）を加えてもやしを入れ、10〜20秒ゆでる。ざるに上げ、湯をきる。

2 ボウルに1を入れ、ごま油を加えてざっとあえる。残りの材料を加えてさらにあえる。

加藤シェフの
“ちょっとひと手間”
もやしのシャキシャキ感を
残すために
水けは「きる」程度に
してください！

超回復ポイント

緑黄色野菜で超回復！

にんじんには抗酸化作用があるβ-カロテンが豊富。ほうれんそうには鉄分が豊富に含まれているため、貧血予防に。

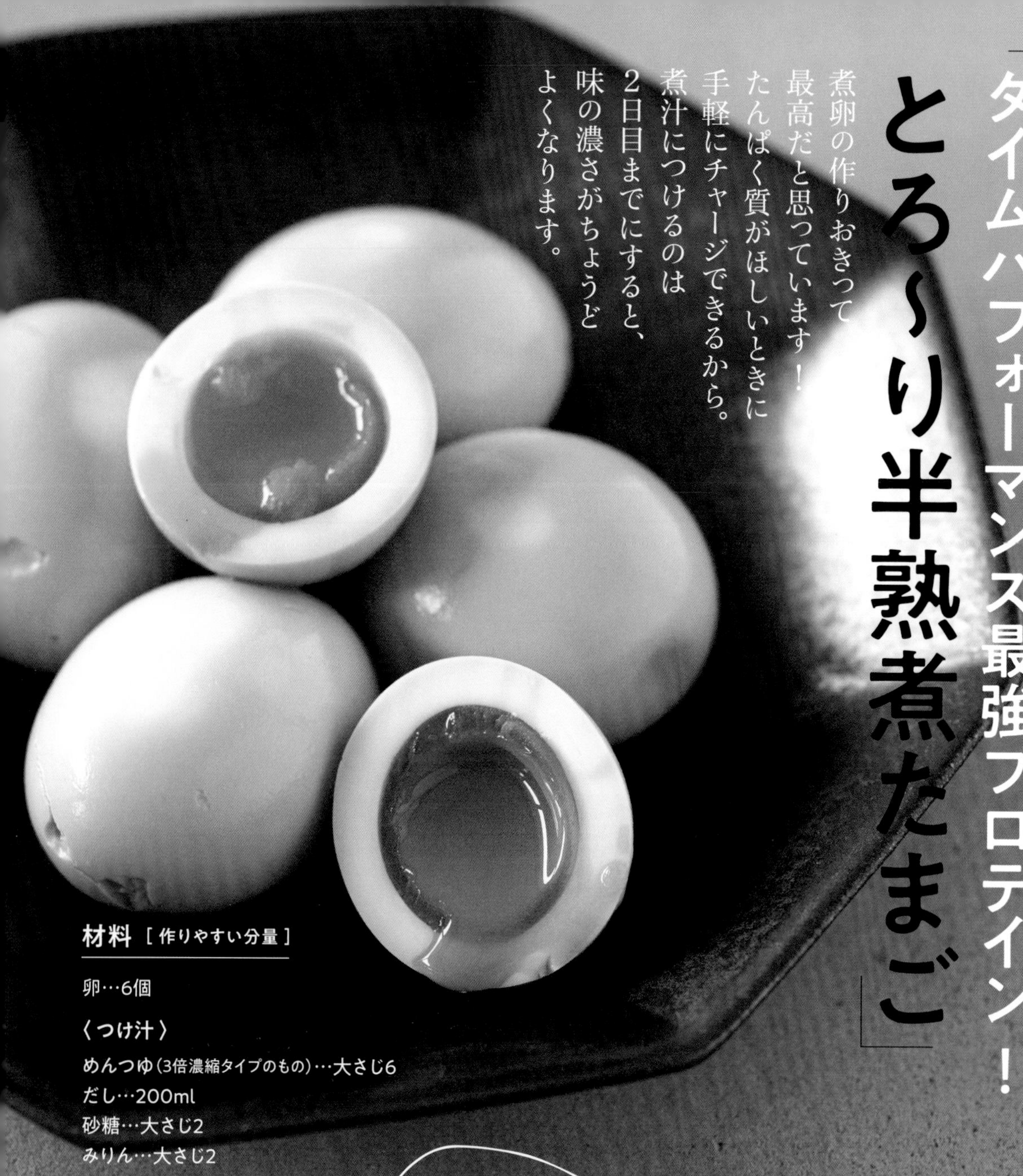

「タイムパフォーマンス最強プロテイン！ とろ～り半熟煮たまご」

煮卵の作りおきって最高だと思っています！ たんぱく質がほしいときに手軽にチャージできるから。煮汁につけるのは2日目までにすると、味の濃さがちょうどよくなります。

材料 ［作りやすい分量］

卵…6個

〈つけ汁〉

めんつゆ（3倍濃縮タイプのもの）…大さじ6
だし…200ml
砂糖…大さじ2
みりん…大さじ2

下準備

- 小鍋につけ汁の材料を入れて、ひと煮立ちさせる

作り方

1 鍋に湯を沸かし、冷蔵室から卵をとり出して入れ、6分30秒加熱する。

2 1を氷水にとり、かるくひびを入れる。からをむいてキッチンペーパーで水けをふき、保存容器に入れて、つけ汁を加え半日以上つける。

加藤シェフの“ちょっとひと手間”

おたまなどでぐるりとかるくまぜると、黄身が中心にきて仕上がりがきれいになります！

全量 693kcal
たんぱく質 42.4g
糖質 56.2g

超回復ポイント

手軽にたんぱく質チャージ！

たんぱく質がぎゅっと詰まった卵は、ゆで卵にして手軽に。煮汁につけて保存食にできるのでハードな運動後に早急に補食したい場合はうってつけです。

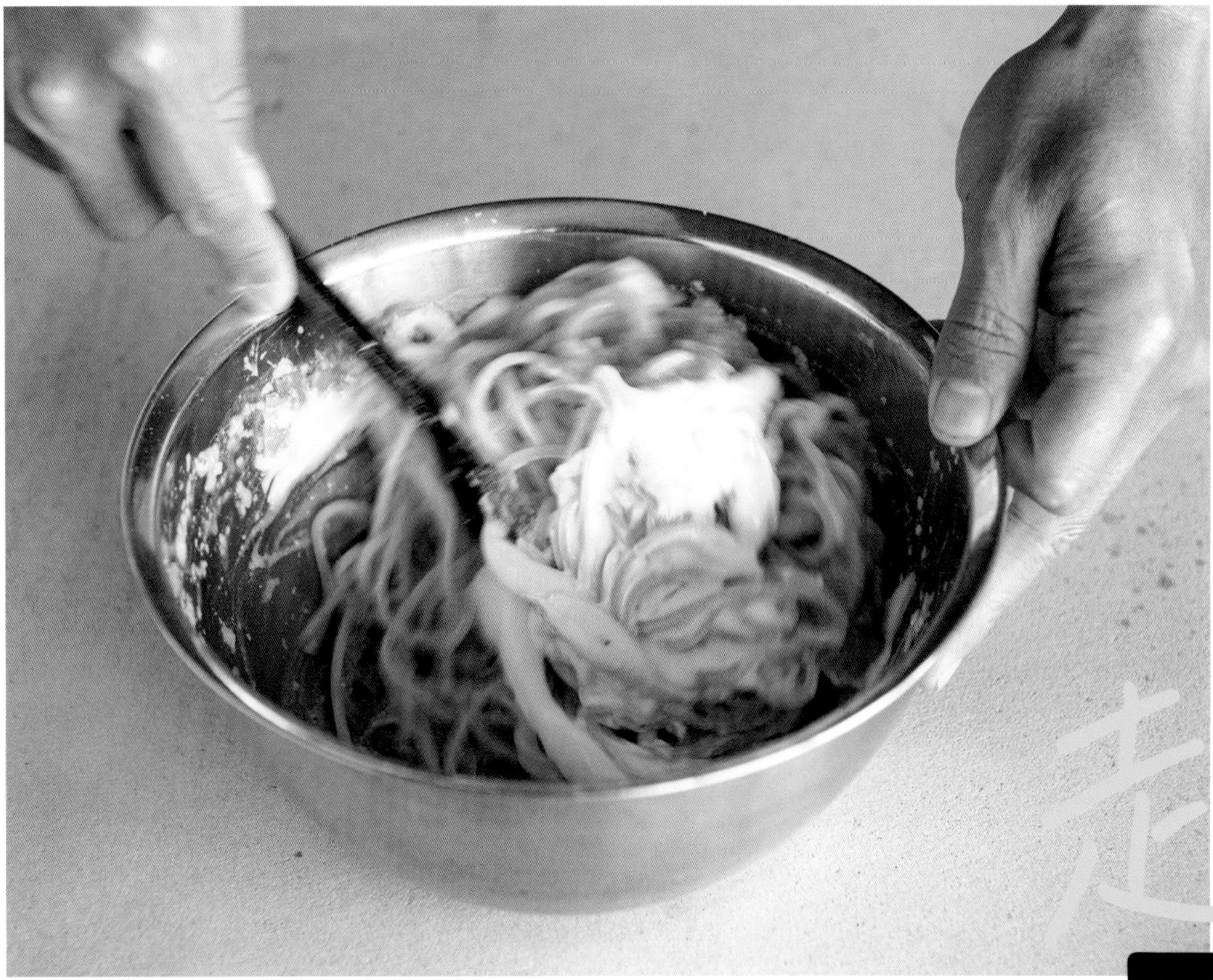

第4章

超回復のひと皿

休日のランチや
サクッとすませたい夜に活躍する、
ワンプレート系の回復めしをご紹介します。
パスタやどんぶり、カレーまで登場しますよ。
その分、高たんぱくな食材や
食物繊維を豊富にとり入れたり、
油の使い方や加熱の仕方を工夫したりして
疲れにくい体へと導きます。
また、回復をサポートする一方、
味つけや、食材の組み合わせの妙も
楽しんでもらえるとうれしいです！

「ひと皿で栄養たっぷり！ あっさり五目あんかけ焼きそば」

あんかけ焼きそばといえば、僕は圧倒的に揚げそば派。ただ脂質をとりすぎてしまうので、蒸しめんに焼き目をつけてその欲を満たします。食物繊維からたんぱく質までとれるひと皿なので、うわさを聞きつけて「作り方を教えてください！」と連絡をくれるアスリートも。だからいつでも渡せるように、僕の携帯のメモには常に材料と作り方が入っています。

作り方

1 肉とえびに下味をつける

豚肉は塩ひとつまみと酒少々（各分量外）を振る。えびは塩ひとつまみ、酒とかたくり粉各少々（各分量外）を振り全体をもみ込む。

2 めんを焼く

フライパンにごま油大さじ1を熱し、両面を5～10分ずつ焼きつける。全体にこんがりとしたら器に盛る。

3 あんかけを作る

キッチンペーパーで2のフライパンの余分な油をふき、ごま油大さじ1を熱する。豚肉を強火でいため、野菜とえびを加えてさらにいためる。合わせ調味料を加えてひと煮立ちさせる。水どきかたくり粉をもう一度まぜてから回し入れ、ざっくりとまぜる。

4 盛りつける

2のめんに3をかける。好みでねりがらしを添えて、酢をかける。

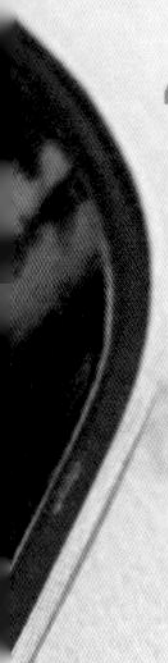

加藤シェフの“ちょっとひと手間”

もう少したんぱく質を補足したいときはうずらの卵を入れても◎。

超回復ポイント

7種の具材で超回復

エネルギーづくりに欠かせない豚肉のビタミンB_1をはじめ、野菜もたっぷりとれます。油の使用を通常より抑えることで、だるさや胃もたれの心配もなし。

材料 ［2人分］

豚こまぎれ肉…200g
むきえび…12個
小松菜…1束(90g)
白菜…1～2枚
ねぎの白い部分…20cm
にんじん…20g
きくらげ…4g
中華めん…2袋

〈合わせ調味料〉
しょうゆ…大さじ2
オイスターソース、酒…各小さじ2
鶏ガラスープのもと…小さじ2
砂糖…大さじ1
水…250ml

〈水どきかたくり粉〉
かたくり粉…大さじ2
水…大さじ3

ごま油…大さじ2

下準備

- 合わせ調味料の材料はまぜる
- 水どきかたくり粉の材料はまぜる
- 白菜は斜めにざく切りにする
- 小松菜は5cm長さに切り、ねぎは斜め薄切りにする
- にんじんは短冊切りにする
- きくらげは水でもどす

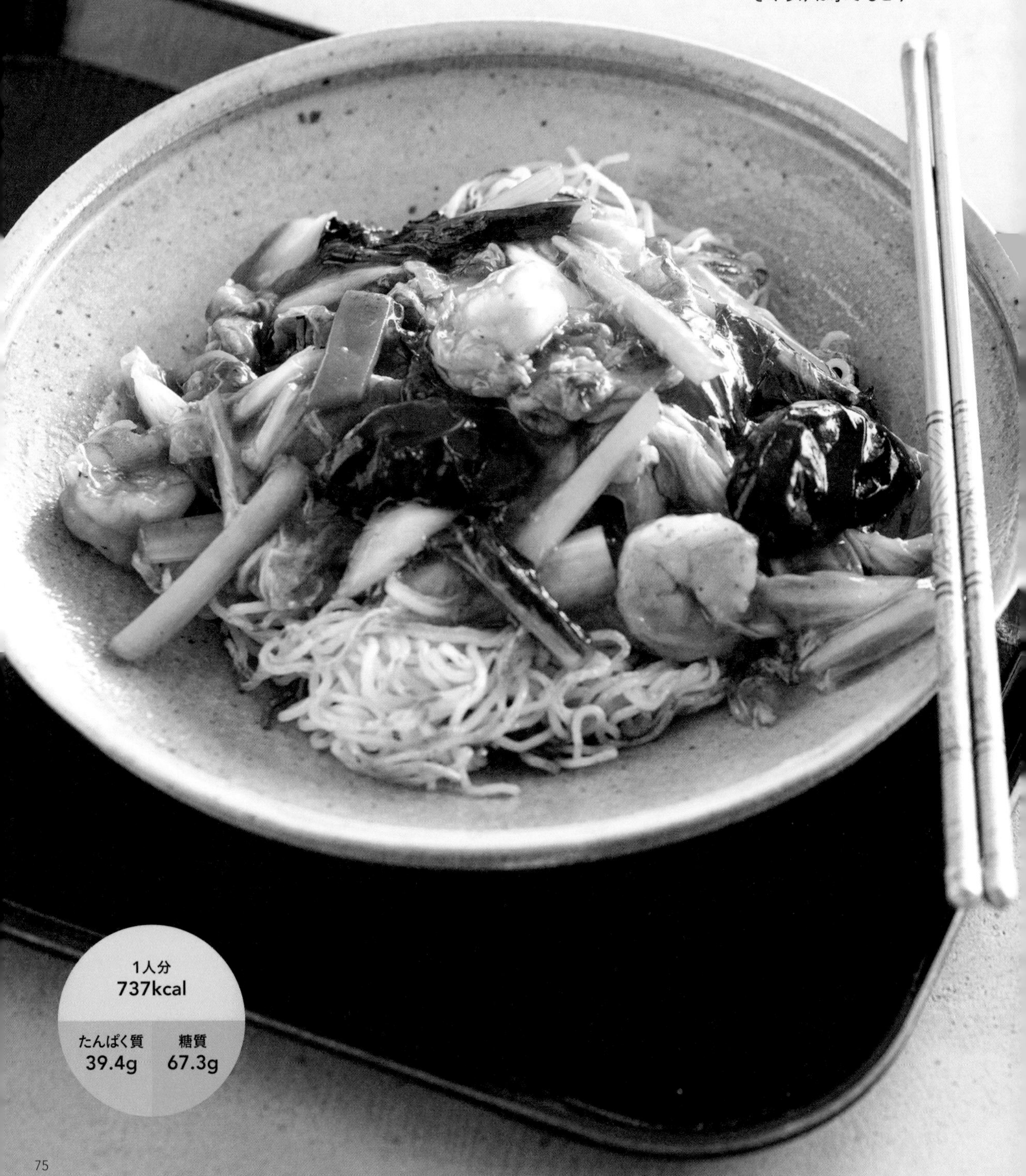

1人分
737kcal
たんぱく質 39.4g
糖質 67.3g

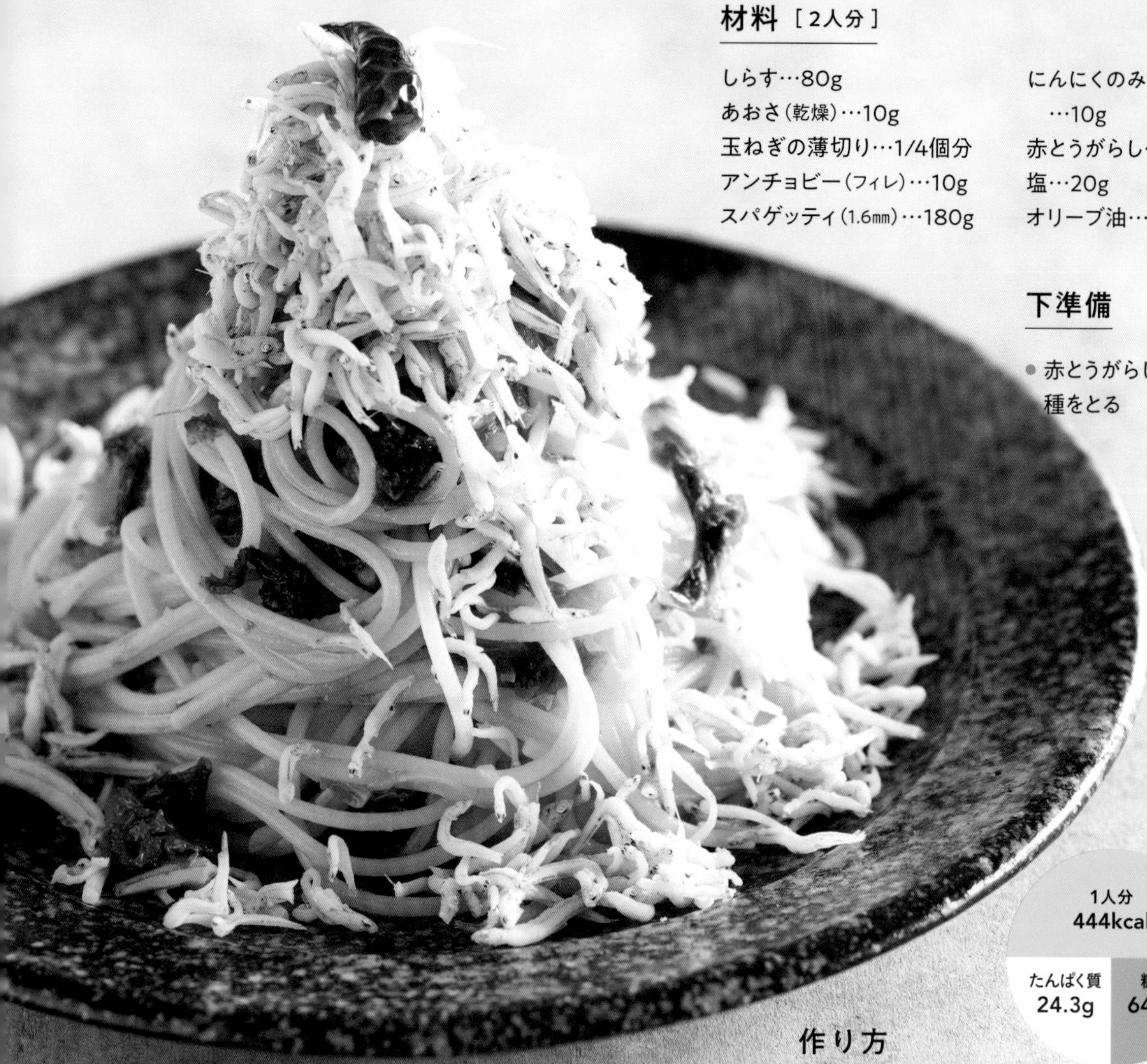

「ミネラルの宝庫！しらすとあおさのペペロンチーノ」

あおさといえば
みそ汁のイメージ
だと思いますが、
僕はいろんな
レシピに入れます。
今回はパスタの具に
どっさりと！

材料［2人分］

しらす…80g
あおさ(乾燥)…10g
玉ねぎの薄切り…1/4個分
アンチョビー(フィレ)…10g
スパゲッティ(1.6㎜)…180g
にんにくのみじん切り…10g
赤とうがらし…2本
塩…20g
オリーブ油…大さじ1

下準備

- 赤とうがらしは種をとる

1人分 444kcal	
たんぱく質 24.3g	糖質 64.4g

作り方

1 スパゲッティをゆでる

鍋に2lの湯を沸かし、塩とスパゲッティを入れる。くっつかないよう、すばやくかきまぜて6分ほどゆでる。ゆで汁を100mlとって湯をきる。

2 ソースを作る

フライパンにオリーブ油とにんにく、赤とうがらしを入れて熱し、にんにくがきつね色になったら火を止め、アンチョビーを加えて余熱で火を通す。再びフライパンを熱し玉ねぎを加え、1のゆで汁を加えてフライパンをゆすり、とろみをつける。

3 仕上げる

1を2のフライパンに加え、手早くからめてあおさを加える。オリーブ油小さじ1(分量外)を回しかけて全体になじませる。器に盛って上からしらすを散らし、赤とうがらしをのせる。

超回復ポイント

しらすで骨を丈夫に

しらすにはカルシウムとその吸収率を高めるビタミンDが豊富！ あおさでミネラルチャージにも。

コスパ最強栄養食!!

「納豆ねぎ塩冷やしめん」

このねぎ塩だれはそう、「ねぎ塩トンテキ」で紹介したそれです！
ストックしておけば、あとはそうめんをゆでて納豆と合わせるだけでOK。
そして納豆は、小粒とか大粒よりひきわりがおすすめ。
より食べやすくなります。

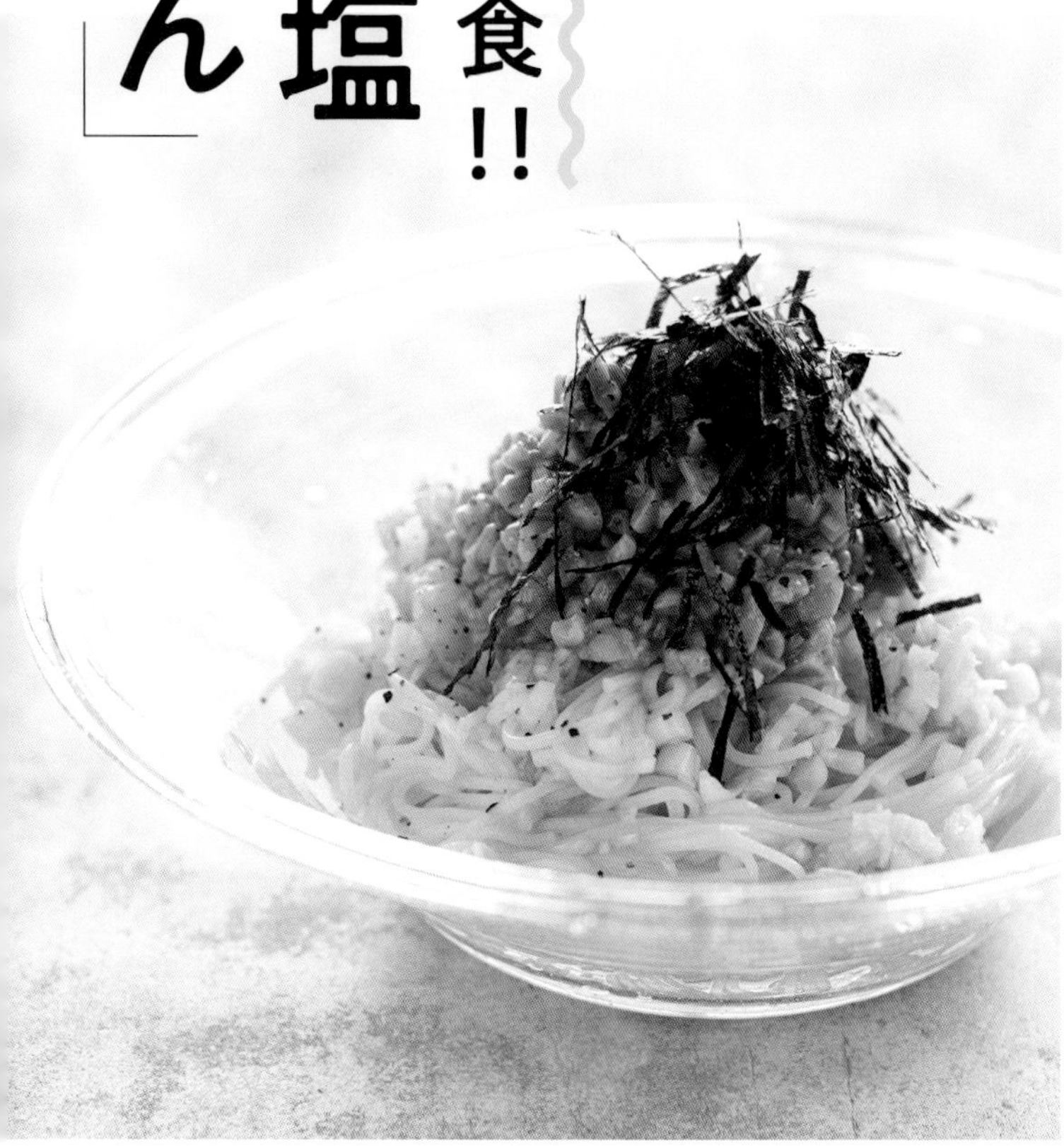

材料［2人分］

ひきわり納豆…2パック
そうめん…3束（160g）

〈ねぎ塩だれ〉（作りやすい分量）

- ねぎの白い部分のみじん切り…1本分
- にんにくのすりおろし…小さじ1/2
- 鶏ガラスープのもと、塩、砂糖…各小さじ1/2
- ごま油…大さじ2
- 黒こしょう…少々
- レモン汁…1個分

刻みのり…適量

下準備

- ねぎ塩だれの材料はまぜる
- 納豆は付属のたれとともにまぜる

作り方

1 そうめんをゆでる

鍋にたっぷりの湯を沸かしてそうめんを入れ、袋の表示どおりにゆでる。ざるに上げ、流水でもみ洗いし、ぬめりをとる。氷水にとって冷まし、水けをしっかりときる。

2 たれとまぜる

ボウルに1とねぎ塩だれを入れてよくまぜ、器に盛る。納豆、刻みのりをのせる。

超回復ポイント

納豆を食べて免疫アップ

納豆菌で腸の調子をととのえる。ストレス社会で生きる現代人の免疫を強化します。

1人分 455kcal
たんぱく質 14.6g
糖質 59.4g

「まるでお肉！大豆ミートのヴィーガンタコライス」

僕がサポートする
女性アスリートの中には、
ヴィーガン志向も増えています。
だからそんなときに
大豆ミートはとっても便利。
植物由来でありながら
肉と同じように
たんぱく質がとれるから、
重宝しています。

下準備

- 〈玉ねぎの甘酒マリネ〉の玉ねぎは水にさらす。キッチンペーパーで水けをふいてボウルに入れ、残りの材料を加えてあえておく
- アボカドは横1cm幅に切り、トマトは1cm幅のさいの目切りにする

作り方

1 タコミートの野菜をいためる

フライパンにオリーブ油を弱火で熱し、にんにくを入れてかるく色づくまでいためる。玉ねぎとにんじんを加え、全体に油がいきわたったら塩とカレー粉を加えていためる。野菜がしんなりとしたら甘酒を加えてまぜる。

2 大豆ミートを加える

1に大豆ミートを加えて、弱火で3分ほどいためる。トマト缶を入れてつぶしながらまぜ、5分ほど煮る。

3 タコミートを仕上げる

2の汁が半分ほどになったら、しょうゆとこしょうを加えて全体をまぜて冷ます。

4 盛りつける

器にグリーンカールなど好みの葉野菜を添えてごはんを盛り、3をのせる。玉ねぎの甘酒マリネとアボカド、トマトを添え、好みであらびき黒こしょうとタバスコを振る。

加藤シェフの
“ちょっとひと手間”

タコミートの分量を少し多めにしているので、ごはんを減らして、多めに盛るのもOK。
すぐ食べない分はしっかり冷まして密閉容器などで保存可能です。

1人分
710kcal

たんぱく質	糖質
29.1g	83.5g

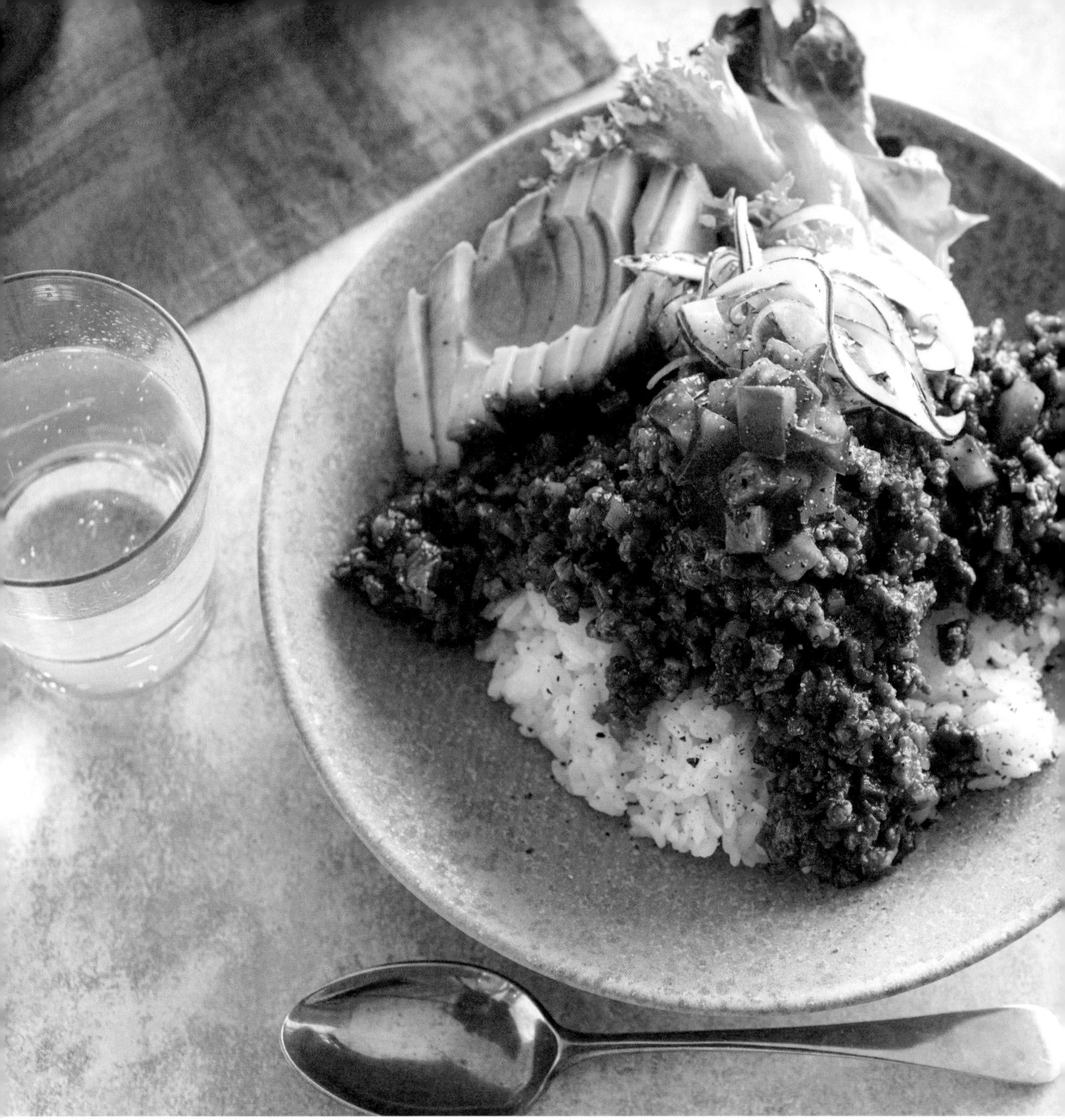

超回復
ポイント

**大豆ミート×マリネで
最強回復レシピ**

大豆に含まれるバランスのよい必須アミノ酸の力で効率よくリカバリー。アボカドに豊富なビタミンEやトマトのリコピンをとることで、疲れにくい体に。

材料 ［2人分］

〈タコミート〉（作りやすい分量）

- 大豆ミート…3パック
- 玉ねぎのみじん切り…1/2個分
- にんじんのみじん切り…1/4本分
- にんにくのみじん切り…1かけ分
- ホールトマト缶…1缶（450g）
- カレー粉…小さじ1
- しょうゆ…大さじ2
- 甘酒…大さじ1
- 黒こしょう…少々
- 塩…1g

〈玉ねぎの甘酒マリネ〉

- 赤玉ねぎ（なければ玉ねぎ）の薄切り…1/4個分
- 甘酒、米酢…各小さじ1
- オリーブ油…小さじ1
- みそ…小さじ2

あたたかいごはん…茶わん2杯分
オリーブ油…大さじ1
アボカド…1個
トマト…1個

「驚きの軽さ！罪悪感ゼロの
冷製レモンカルボナーラ」

生クリームや牛乳で仕上げるのが定番のカルボナーラに、カロリーや脂肪分を気にする人のためにヨーグルトを使用。レモンをきかせ、ビタミンCもとれるオリジナルレシピです。ボウルに入れてまぜるだけなので、卵の火かげんやソースの分離を気にする必要がなく、料理初心者でも簡単にできます。

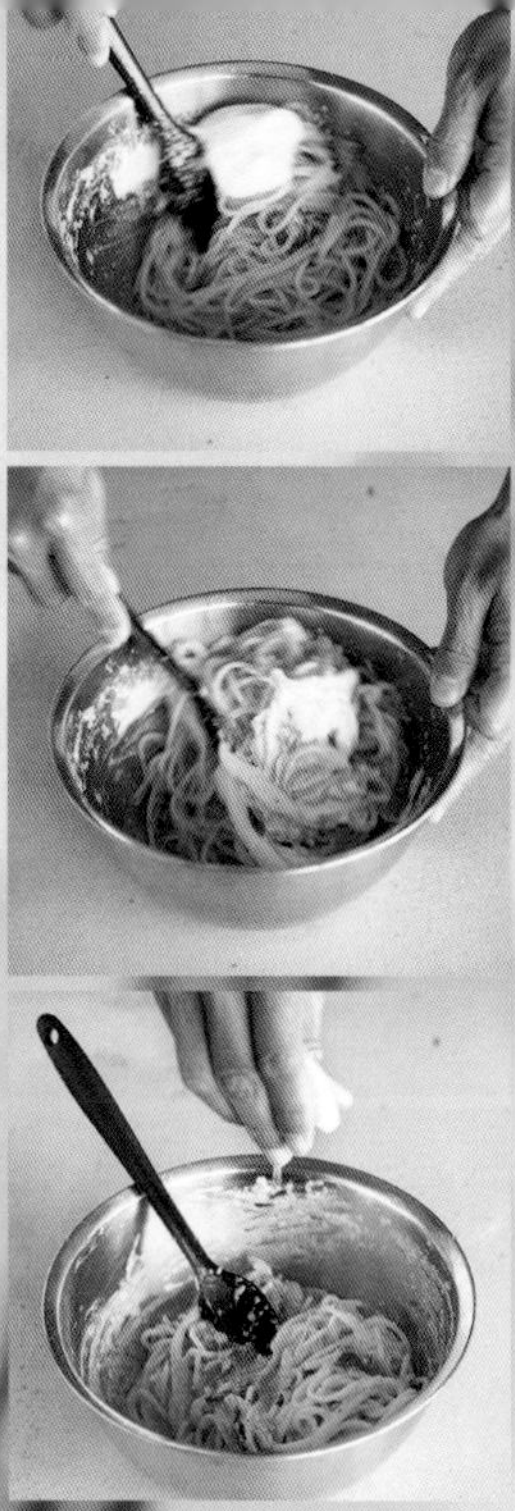

3 カルボナーラソースを作る

ボウルに卵をときほぐし、チーズを加えてよくまぜ合わせる。別の大きめのボウルに氷水を入れ、卵とチーズの入ったボウルを重ねる。2を加えてよくまぜ、1を加えてあえる。あら熱がとれたら、ヨーグルトを加えてまぜ、こしょうとレモン汁を加えてさらにまぜる。

4 仕上げる

3に塩ひとつまみ（分量外）を加えてざっくりとまぜ、器に盛る。レモンを添えてあらびき黒こしょうを振る。

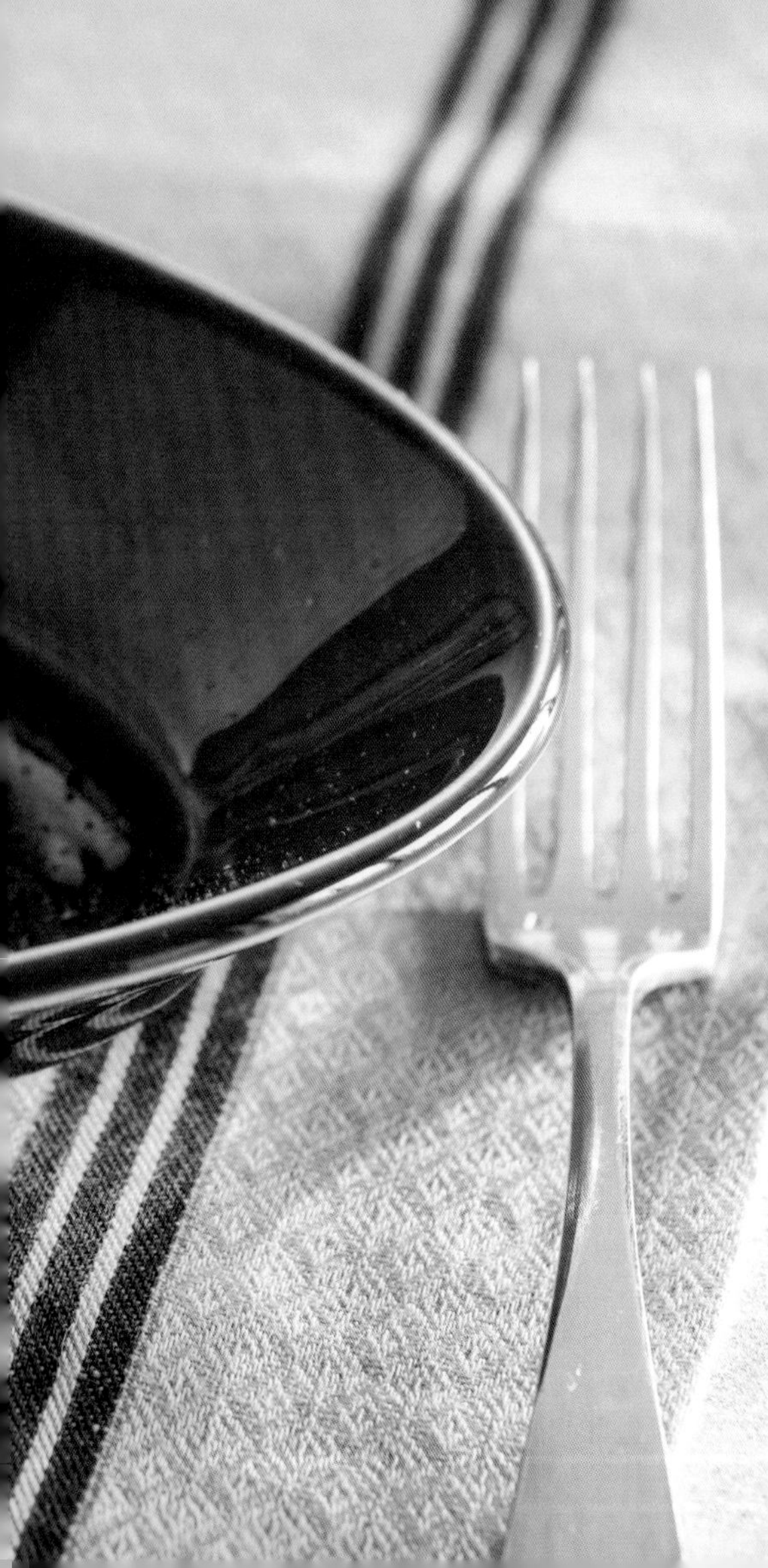

超回復
ポイント

超回復に バランスのいいひと皿

卵は手軽にたんぱく質がとれる食材のひとつ。必須アミノ酸がバランスよく含まれます。ヨーグルトを使って低脂質に。

材料［2人分］

スパゲッティ（1.6㎜）…180g

〈カルボナーラソース〉

- ベーコン…60g
- 玉ねぎの薄切り…1/2個分
- パルミジャーノチーズ（なければ粉チーズ）…40g
- 卵…2個
- プレーンヨーグルト…大さじ4
- 黒こしょう…少々
- レモン汁…1/4個分
- オリーブ油…大さじ1

あらびき黒こしょう…少々
レモンのくし形切り…2切れ

作り方

1 スパゲッティをゆでる

鍋に2ℓの湯を沸かし、塩20g（分量外）を加える。スパゲッティを袋の表示より1分長めにゆでて湯をきる。

2 ベーコンと玉ねぎをいためる

ベーコンは細切りにする。フライパンにオリーブ油を熱し、ベーコンを入れて、カリカリになるまで弱火でいためる。玉ねぎを加え、塩ひとつまみ（分量外）を加えて、玉ねぎがくたくたになるまでじっくり弱火で火を通す。

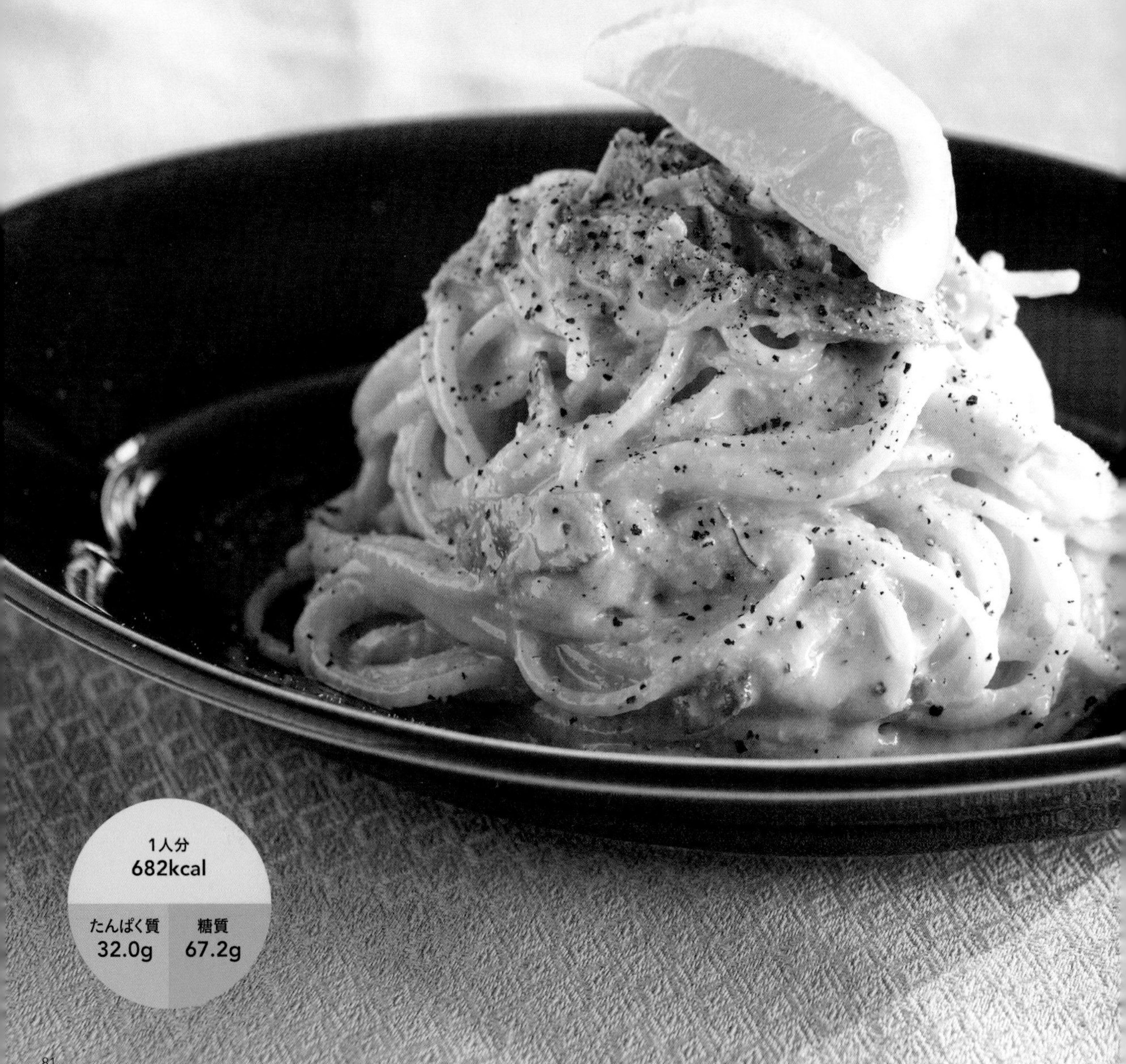

1人分
682kcal
たんぱく質 32.0g
糖質 67.2g

運動後30分以内にチャージ！
「しっとりささみのリカバリーボウル」

若手アスリートのため低予算で簡単に、かつ十分な回復食をと考えたレシピです。ささ身は余熱でじっくり火を通してやわらかくします！

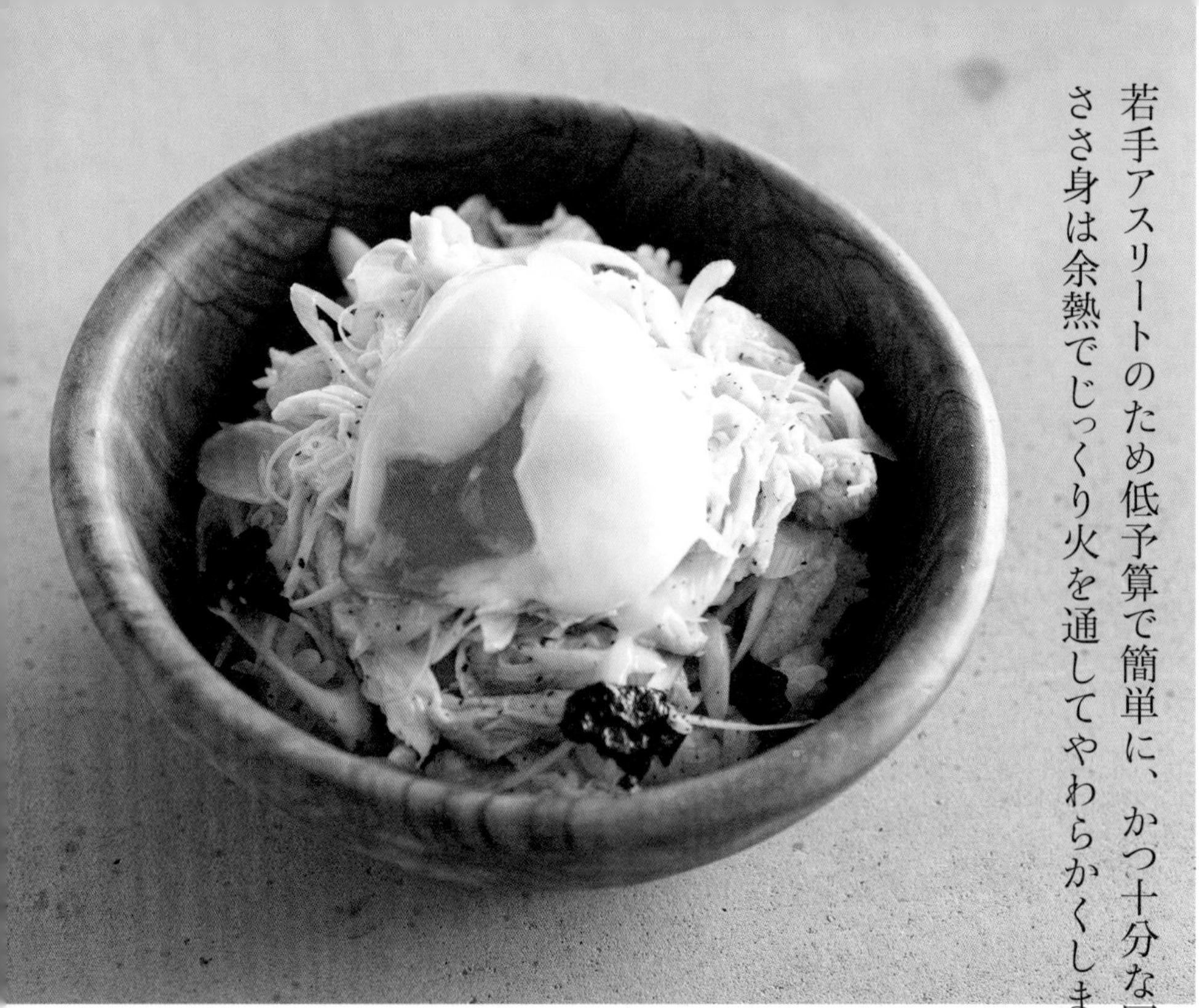

材料［2人分］

鶏ささ身…4本
ねぎの白い部分…1/2本分

〈合わせ調味料〉

- 塩…小さじ1/2
- 黒こしょう…少々
- 鶏ガラスープのもと…小さじ1
- ゆずこしょう…少々
- ごま油…大さじ1

温泉卵…2個
あたたかいごはん
…茶わん2杯分
ちぎりのり…適量

作り方

1 下ごしらえをする

ねぎは斜め薄切りにし、ささ身は筋を除く。

2 ささ身をゆでる

鍋に水500ml、塩小さじ1/2（分量外）を入れて沸かし、ささ身を加えてふたをし火を止める。余熱で5分ほど火を通したらとり出し、あら熱がとれたら手で裂く。

3 調味料とあえて、仕上げる

ボウルにささ身とねぎ、合わせ調味料の材料をすべて入れてあえる。器にごはんを盛り、のりを散らしてささ身とねぎをのせ、温泉卵をのせる。

超回復ポイント

低コストの回復めし！

卵黄に含まれるリン脂質は人間の体を構成する細胞の膜をつくる主な成分。ささ身は低脂質で高たんぱく質な食材です。

1人分
466kcal

たんぱく質	糖質
34.2g	55.3g

「これぞ美の黄金比率 サーモンビビンバ」

鮭の代用としてサーモンを使い海外を拠点とするアスリートでも作りやすいレシピにしました！

材料［2人分］

サーモン（さく）…2切れ

〈合わせ調味料〉

しょうゆ、みりん…各大さじ1
酒…小さじ1
砂糖…小さじ1

p.70「3種のナムル盛り」
…各種60g
白菜キムチ…60g
卵黄…2個分
あたたかいごはん…茶わん2杯分
かたくり粉…大さじ1
米油（なければサラダ油）…小さじ1
刻みのり…少々

下準備

- 合わせ調味料の材料はまぜる
- サーモンはキッチンペーパーで水けをふきとり、かたくり粉を全体にまぶす

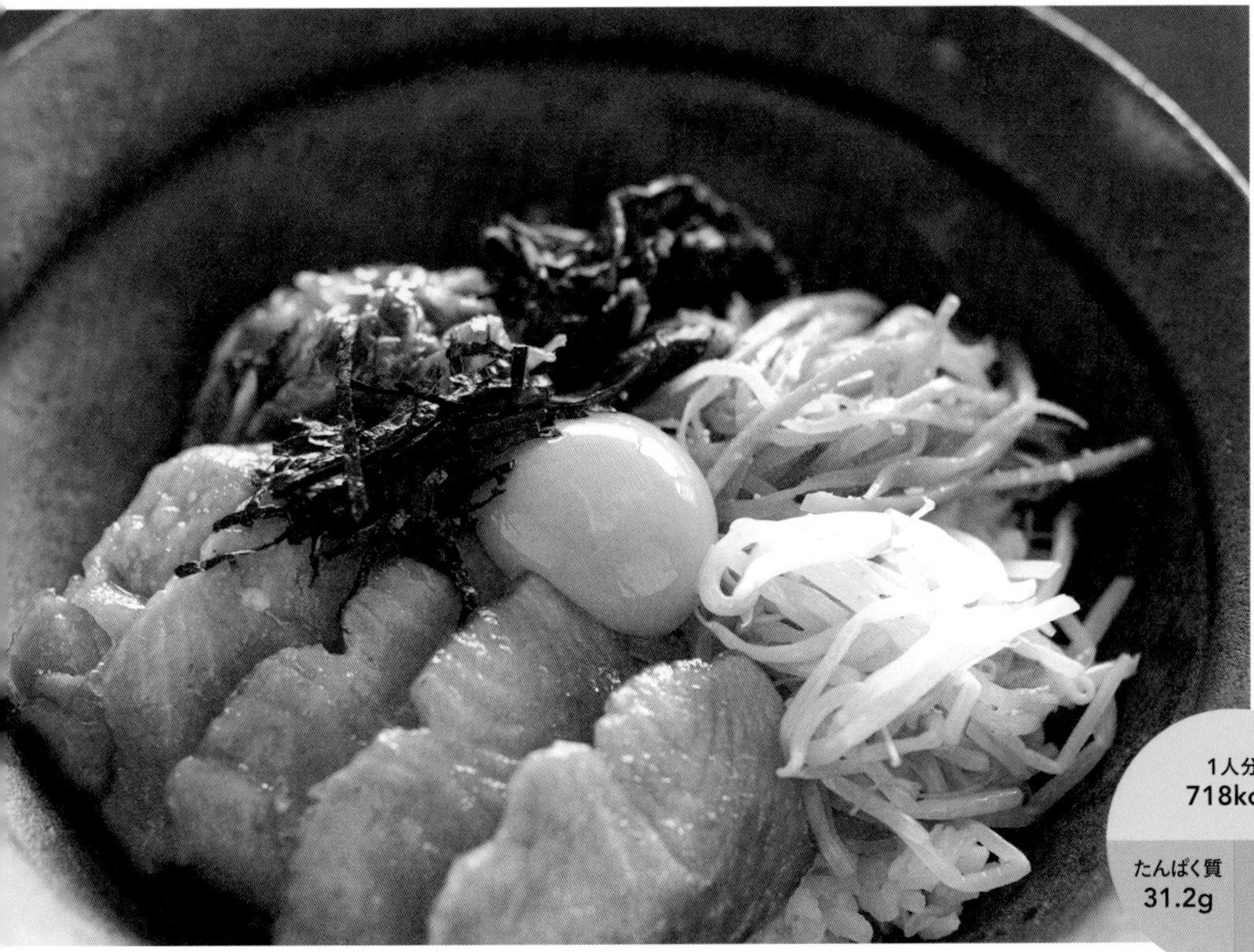

1人分
718kcal

たんぱく質	糖質
31.2g	67.4g

作り方

1 サーモンを照り焼きにする

フライパンに米油を弱火で熱し、サーモンを皮目から入れる。両面を3〜5分ずつ色が変わるまで焼く。キッチンペーパーで余分な油をふきとり、合わせ調味料を加えて煮からめる。

2 盛りつける

器にごはんを盛る。1を一口大に切ってのせ、ナムルとキムチをそれぞれのせる。卵黄をのせ刻みのりを添える。

超回復ポイント

体の中から若返り！

サーモンに含まれる抗酸化作用のあるアスタキサンチンは、アンチエイジングにも効果的。

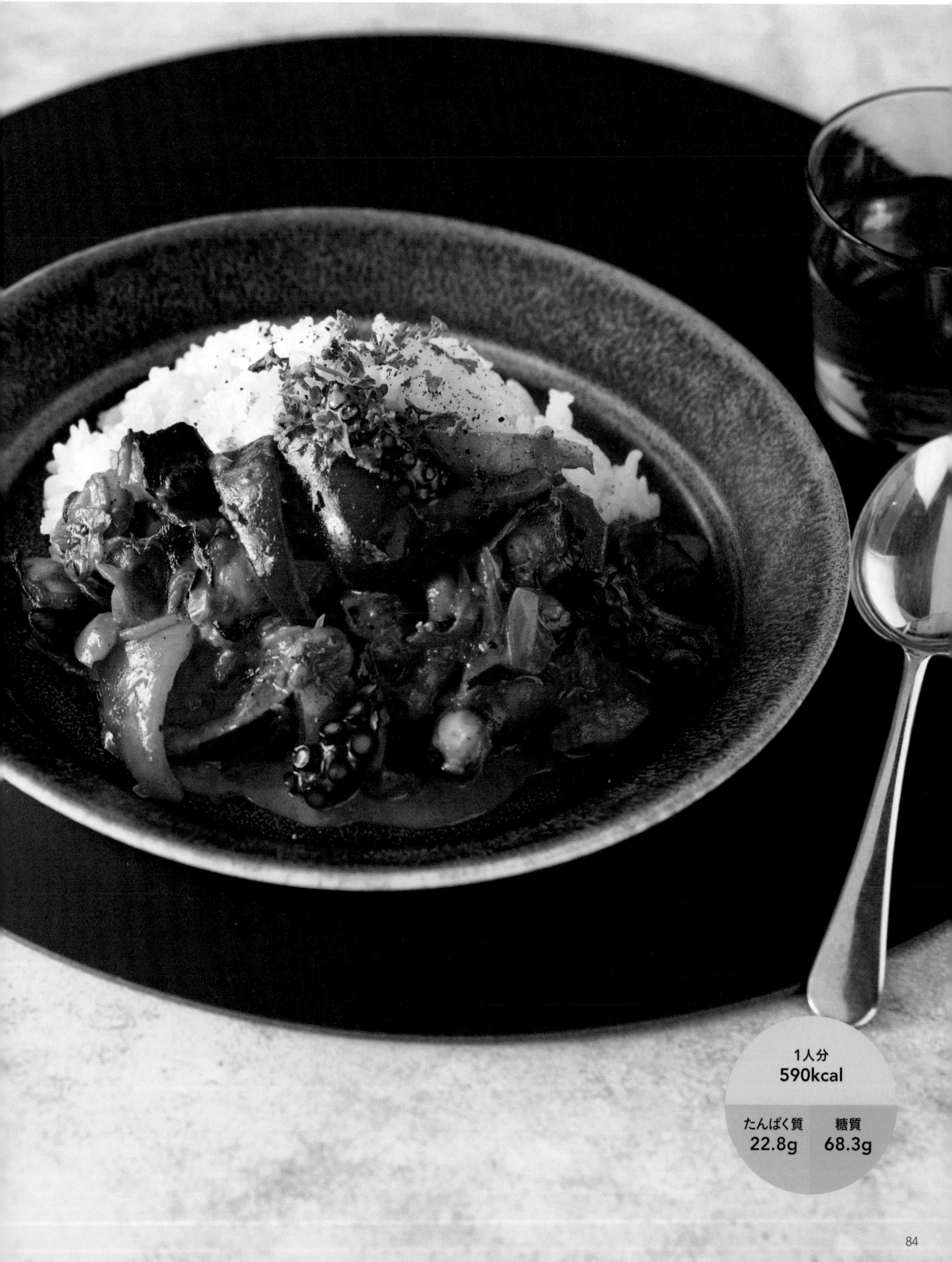

1人分
590kcal

たんぱく質	糖質
22.8g	68.3g

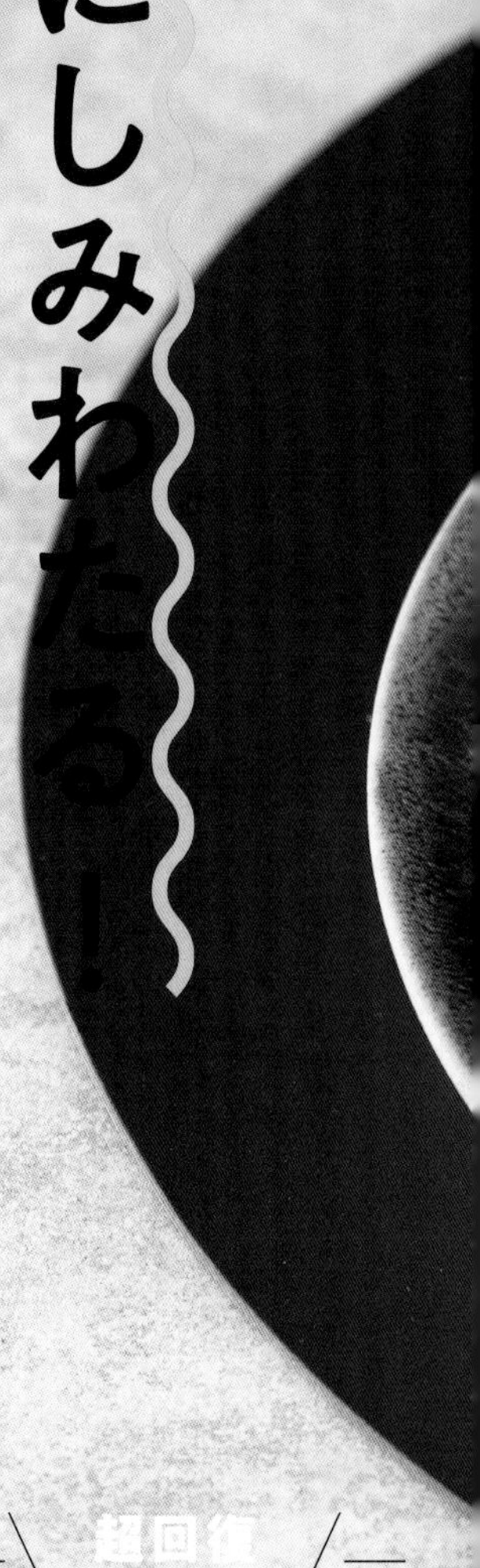

「疲れたカラダにしみわたる！うまみたっぷりタコカレーライス」

このカレー、加熱したたこが縮めば縮むほど、野菜にうまみがしみ込んで絶品に。だからたこが小さくなっても嘆いたりせず、むしろ喜んで（笑）！
市販のルーは小麦粉が入っているので、体質に合わない人でも食べられるようにカレー粉で。生クリームやトマトペーストを使ってこくたっぷりに仕上げます。

材料 ［2人分］

蒸しだこ…150g
玉ねぎの薄切り…1/2個分
パプリカ（赤・黄）…各1/2個
にんにくのみじん切り…1かけ分
塩…小さじ1/2
砂糖…大さじ1/2
オリーブ油…大さじ1/2

〈ルー〉
トマトペースト…大さじ1
生クリーム…100ml
カレー粉…小さじ1

あたたかいごはん
…茶わん2杯分

作り方

1 具材を切る
パプリカは縦2〜3cm幅に切る。たこは2〜3cmのぶつ切りにする。

2 いためる
フライパンにオリーブ油とにんにくを弱火で熱し、にんにくが薄いきつね色になったら、1と玉ねぎ、塩、砂糖を加えて野菜がしんなりするまで中火でいためる。

3 ルーで煮込む
2にカレー粉、トマトペーストを加えて全体をまぜ、生クリームを加える。とろみがつくまで弱火で10〜15分煮る。

4 盛りつける
器に等分にごはんを盛り、3をかける。好みでパセリ、あらびき黒こしょうを振る。

加藤シェフの
“ちょっとひと手間”
生クリームはココナッツミルクでもOK。エスニックなテイストにしたい場合もおすすめです。

超回復ポイント

元気の源「タウリン」たっぷりで、お酒に飲まれない！
お酒をよく飲む人には、たこに含まれる「タウリン」がおすすめ。二日酔い防止にも。

「お魚特売日の回復めし！
まぐろレアステーキ丼」

女子うけも抜群なレシピ。肉の脂が重いなと感じるときはこのひと皿を。まぐろの表面をさっと焼くだけの簡単レシピです。

材料［2人分］

まぐろ（さく）…160g

〈合わせだれ〉

- にんにくのすりおろし、しょうがのすりおろし…各小さじ1
- 玉ねぎのすりおろし…1/4個分
- しょうゆ…大さじ1.5
- すし酢…大さじ2

〈塩昆布ごはん〉

- あたたかいごはん…茶わん2杯分
- 塩昆布…少々

塩…少々
オリーブ油…小さじ2
青じそ…2枚

下準備

- 耐熱容器に合わせだれの材料を入れ、ラップをぴっちりとかけて電子レンジ（500W）で2～3分加熱する
- 青じそは軸を切り落とし細切りにする

作り方

1 まぐろに下味をつける

まぐろに塩を振ってオリーブ油を全体になじませる。

2 加熱し、食べやすく切る

フライパンを熱して1を入れ、トングなどで持ち上げて上下を返しながら全面に5～10秒ずつ火を通す。とり出してあら熱がとれたら一口大に切る。

3 盛りつける

耐熱ボウルにあたたかいごはんを入れて塩昆布を加え、きりまぜる。器に等分に盛ってそれぞれに2をのせる。合わせだれをかけて、青じそをのせる。

加藤シェフの
“ちょっとひと手間”

刺し身で食べられるため、神経質に火を通さなくても大丈夫。色が変わったなと思ったら、次の面を加熱するイメージでトライしてみてください！

1人分 395kcal
たんぱく質 26.4g
糖質 59.1g

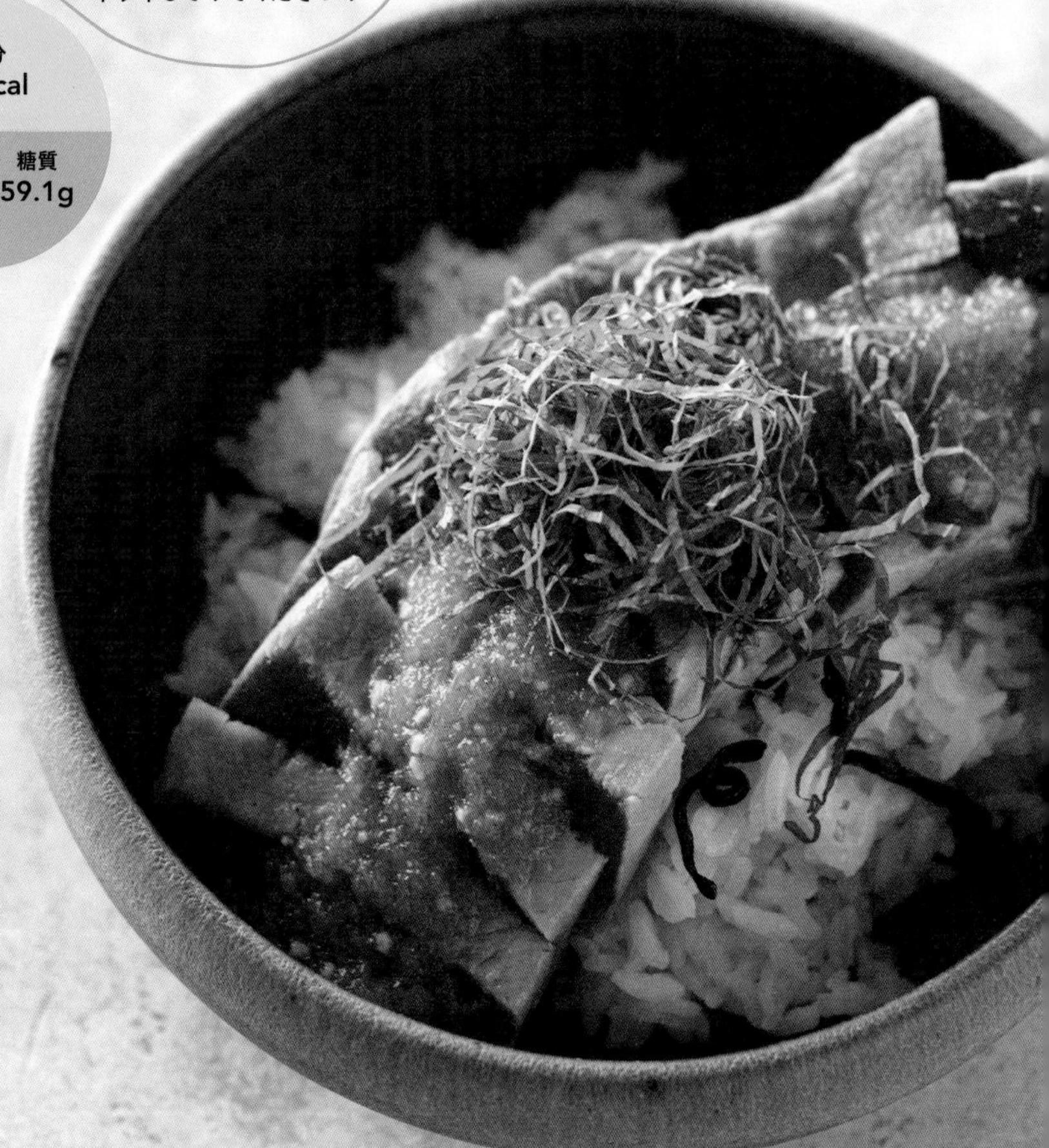

超回復ポイント

筋力アップのスーパー食材「まぐろ」

赤身は特にたんぱく質と鉄が豊富なので、筋肉量を増やし動ける体へと効率よく導きます。筋肉量アップを狙いたいときは鉄もしっかりと補給！

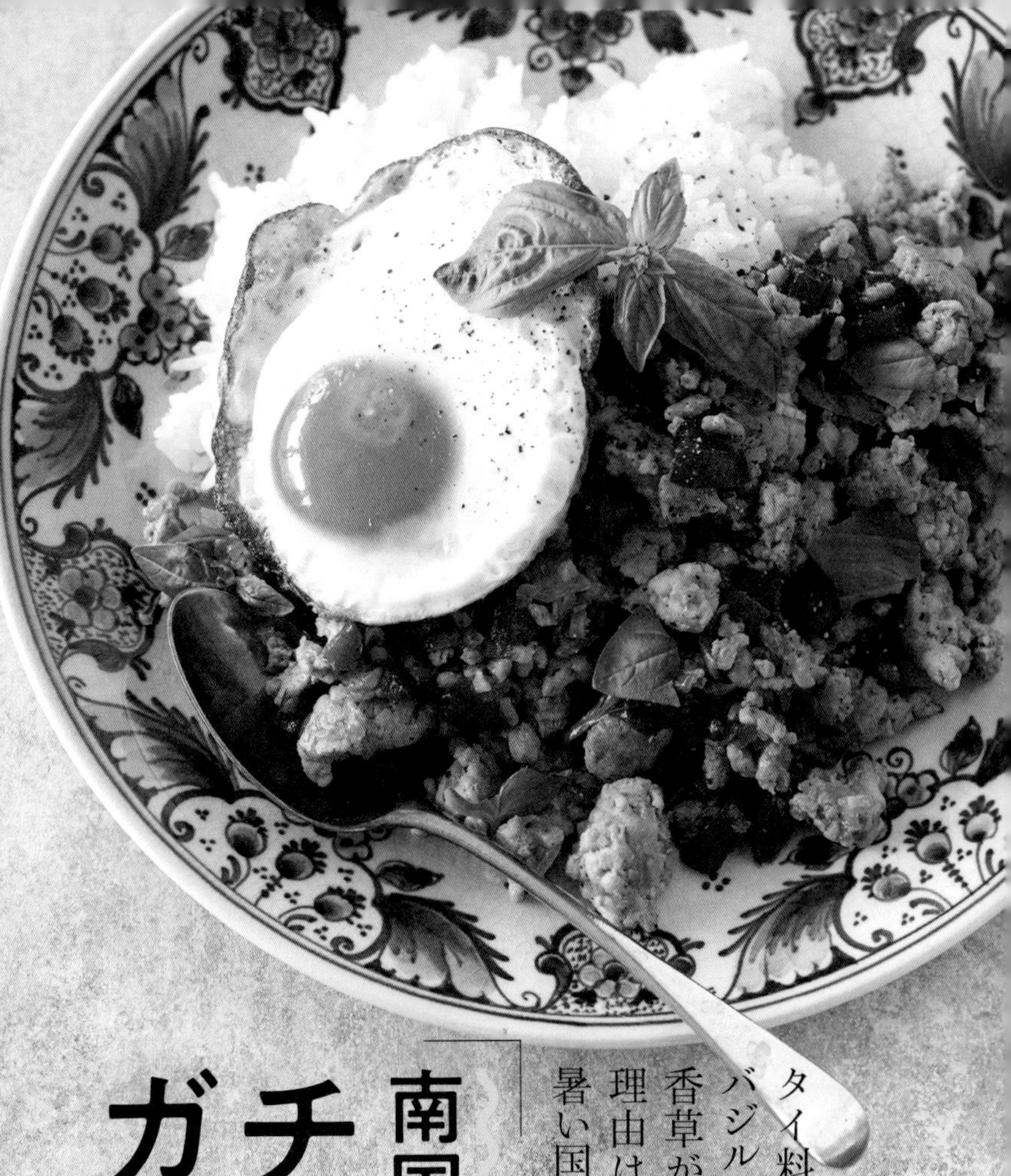

「南国式食欲増進!! チキンガパオライス」

タイ料理にバジルをはじめ香草が入っている理由は食べやすくなるから。暑い国ならではの食欲増進法です。

1人分
598kcal
たんぱく質 29.6g
糖質 63.3g

材料 ［2人分］

鶏ひき肉…200g
玉ねぎのみじん切り…1/4個分
パプリカ（赤）…1個
にんにくのみじん切り…1かけ分
バジルの葉…3〜5枚

〈合わせ調味料〉
ナンプラー…大さじ1
豆板醤…小さじ1/2
しょうゆ…小さじ1
砂糖…小さじ2

〈目玉焼き〉
卵…2個
ごま油…小さじ1

あたたかいごはん…茶わん2杯分
ごま油…大さじ1

下準備

- 合わせ調味料の材料はまぜる
- パプリカは1cm角に切る

作り方

1 野菜をいためる
フライパンにごま油とにんにくを弱火で熱する。にんにくが薄く色づいたら玉ねぎとパプリカを加えて中火でいためる。

2 ひき肉を加え、調味する
1がしんなりとしたら、ひき肉を加えていためる。肉の色が変わったら、合わせ調味料を回し入れ、バジル適量をちぎりながら加えて全体にまぜ合わせる。

3 目玉焼きを作る
別のフライパンにごま油を熱し、卵をそれぞれ割り入れる。白身の部分が固まり始めたら水大さじ1を加え、すぐにふたをし5秒おく。火を止め、余熱で火を通す。

4 盛りつける
器にごはんを等分に盛り、2をそれぞれかける。3をのせて、バジル適量を添える。

加藤リエの
“ちょっとひと手間”
好みでかまいませんが、
このようにすることで
半熟になります。

超回復ポイント

バジルでリラックス効果
比較的低脂質の鶏ひき肉。バジルの香りがリラックス効果に。脳が疲れているときにおすすめ。

グルテンフリーにこだわるあなたへ③

「ピリ辛豆乳ライスヌードル」

ラーメンのかわりにフォーを。グルテンフリーで体に負担が少ないので、気にせず食べられるめんレシピです。

材料［2人分］

フォー（乾めん）…160g

〈肉みそ〉

- 合いびき肉…200g
- にんにくのすりおろし…小さじ1/2
- しょうがのすりおろし…小さじ1
- 甜麺醤…大さじ1/2
- 酒、みりん…各大さじ1
- 砂糖…小さじ1
- しょうゆ…小さじ1

〈合わせ調味料〉

- ねり白ごま…大さじ3
- すり白ごま…大さじ1
- みそ…大さじ1
- しょうゆ…大さじ2
- 甘酒…大さじ1
- ラー油…小さじ1

〈スープ〉

- 鶏ガラスープのもと…大さじ1
- 水…300ml
- 豆乳…300ml

〈トッピング〉

- カシューナッツ…適量
- 高菜…少々
- 細ねぎの小口切り…6g
- 黒こしょう、山椒…各少々
- ラー油…小さじ1/2

下準備

- フォーはぬるま湯でもどし、全体を流水で洗ってざるに上げ、水けをきる
- カシューナッツはあらく砕く
- 合わせ調味料はまぜ、器に等分に入れる

作り方

1 肉みそを作る

フライパンを熱し、ひき肉を入れていためる。肉の色が変わったら甜麺醤を加えて全体になじませ、残りの肉みその材料を加えてさらにいためる。

2 スープを作る

小鍋に水と鶏ガラスープのもとを入れ熱する。ふつふつとしたらフォーと豆乳を加える。

3 仕上げる

合わせ調味料を入れた器に2のスープを少量加え、泡立て器などでまぜ合わせる。フォーと残りのスープを等分に加える。1とトッピングの材料を等分にのせる。

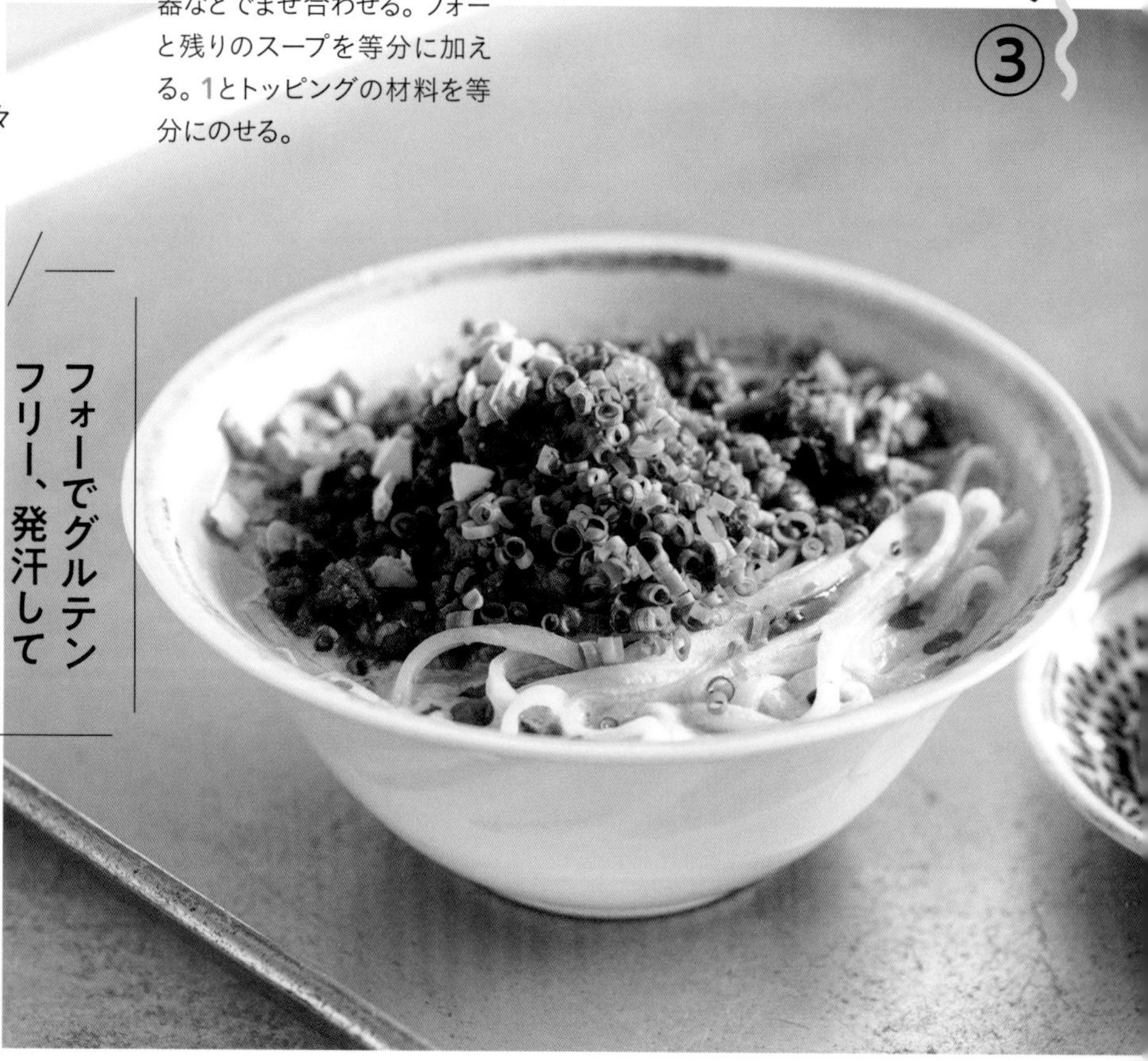

超回復ポイント

フォーでグルテンフリー、発汗してストレスフリー

合いびき肉、豆乳で高たんぱくなうえ、小麦粉が体質に合わない人にも◎。辛いもので汗をかくことがリフレッシュにも。

1人分 841kcal
たんぱく質 36.4g
糖質 66.9g

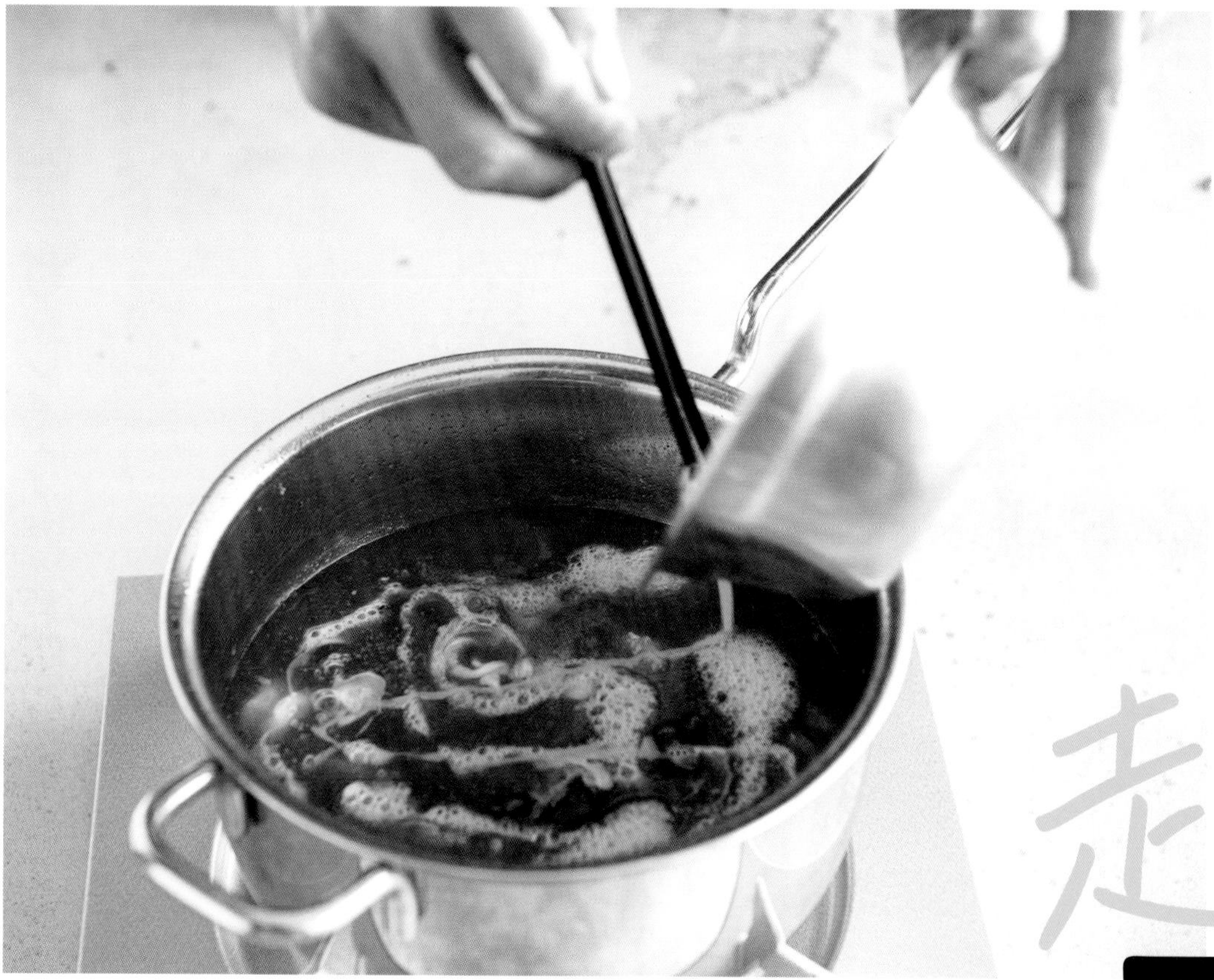

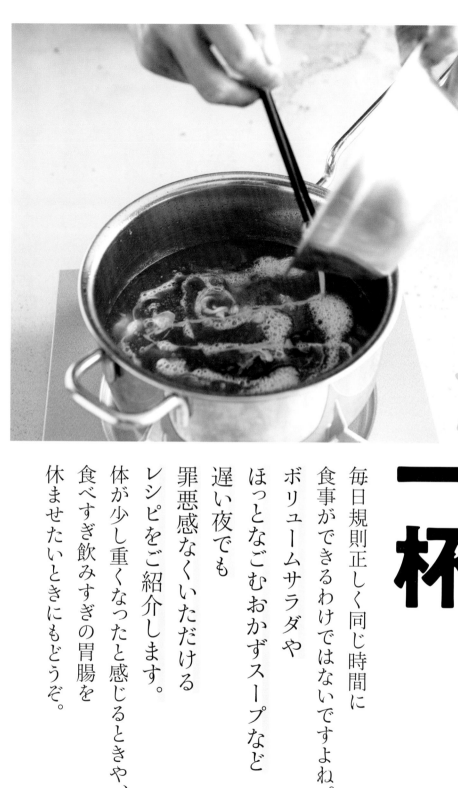

第5章

超回復の一杯

毎日規則正しく同じ時間に
食事ができるわけではないですよね。
ボリュームサラダや
ほっとなごむおかずスープなど
遅い夜でも
罪悪感なくいただける
レシピをご紹介します。
体が少し重くなったと感じるときや、
食べすぎ飲みすぎの胃腸を
休ませたいときにもどうぞ。

タイ風サラダでプロテイン補給
「魚介ヤムウンセン」

くせのあるナンプラー風味、僕は好きです。はるさめはいも由来のもっちり系タイプを選んでください。満足感が増しますよ。

材料 ［2人分］

- 冷凍シーフードミックス（むきえび・いか）…各8個
- 蒸しだこ…50g
- ミニトマト…2個
- きゅうり…1/2本
- 赤玉ねぎの薄切り…1/8個分
- はるさめ（乾燥）…50g

〈ドレッシング〉

- ナンプラー、レモン汁…各大さじ1
- はちみつ…大さじ1

下準備

- ドレッシングの材料はよくまぜる
- はるさめは袋の表示どおりにゆでる。キッチンペーパーで水けをふく
- シーフードミックスは流水で2〜3回水洗いし半解凍する。かたくり粉大さじ1（分量外）を振ってよくもみ、再び水洗いする。キッチンペーパーで水けをしっかりふく

作り方

1. ミニトマトは4等分にし、きゅうりは乱切りにする。たこは一口大に切る。
2. 大きめのボウルにはるさめと1、シーフードミックスと玉ねぎを入れ、ドレッシングを加えてまぜる。器に盛り、好みでパクチーを添えてあらびき黒こしょうを振る。

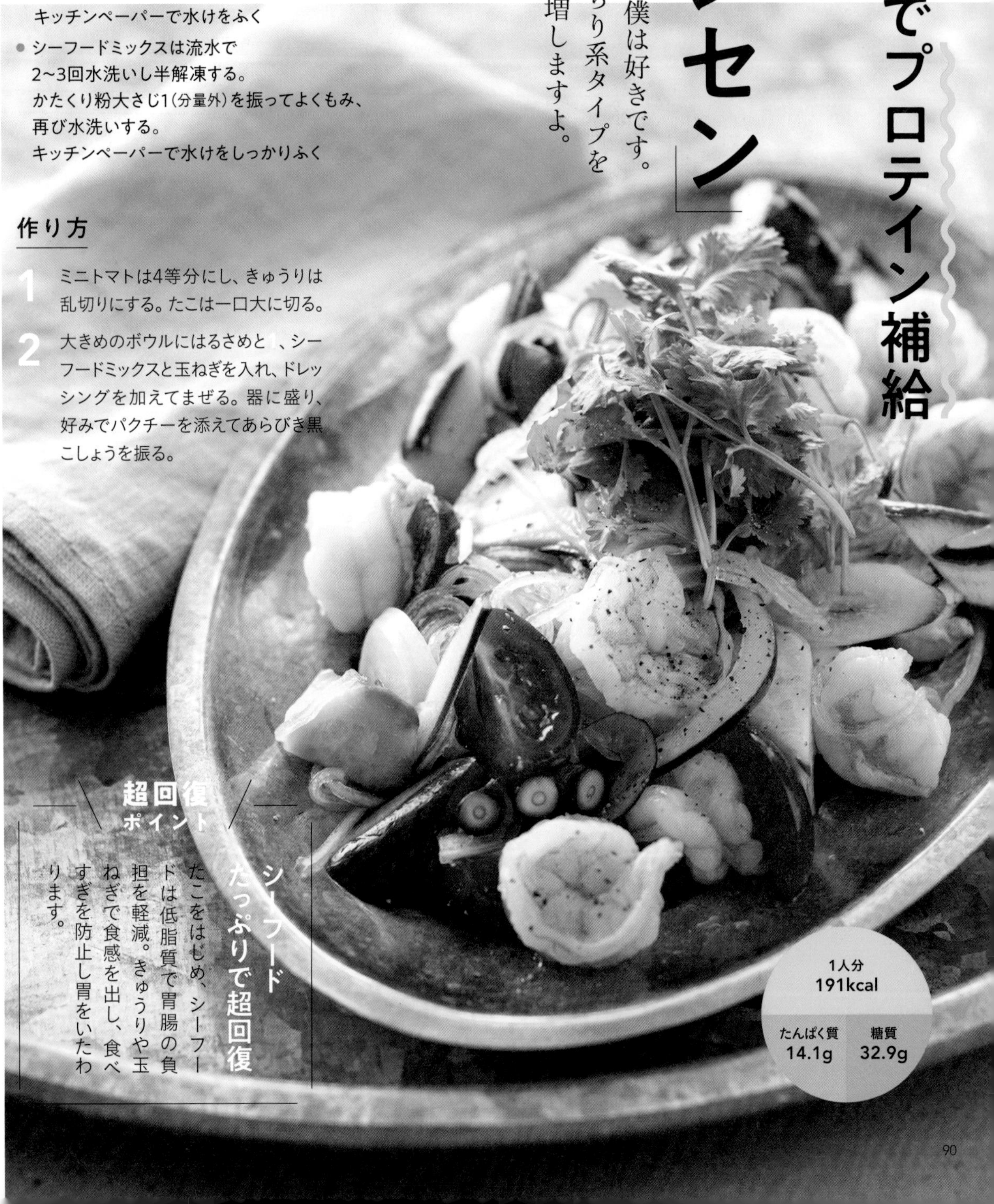

超回復ポイント

シーフードたっぷりで超回復

たこをはじめ、シーフードは低脂質で胃腸の負担を軽減。きゅうりや玉ねぎで食感を出し、食べすぎを防止し胃をいたわります。

1人分 191kcal

たんぱく質 14.1g　糖質 32.9g

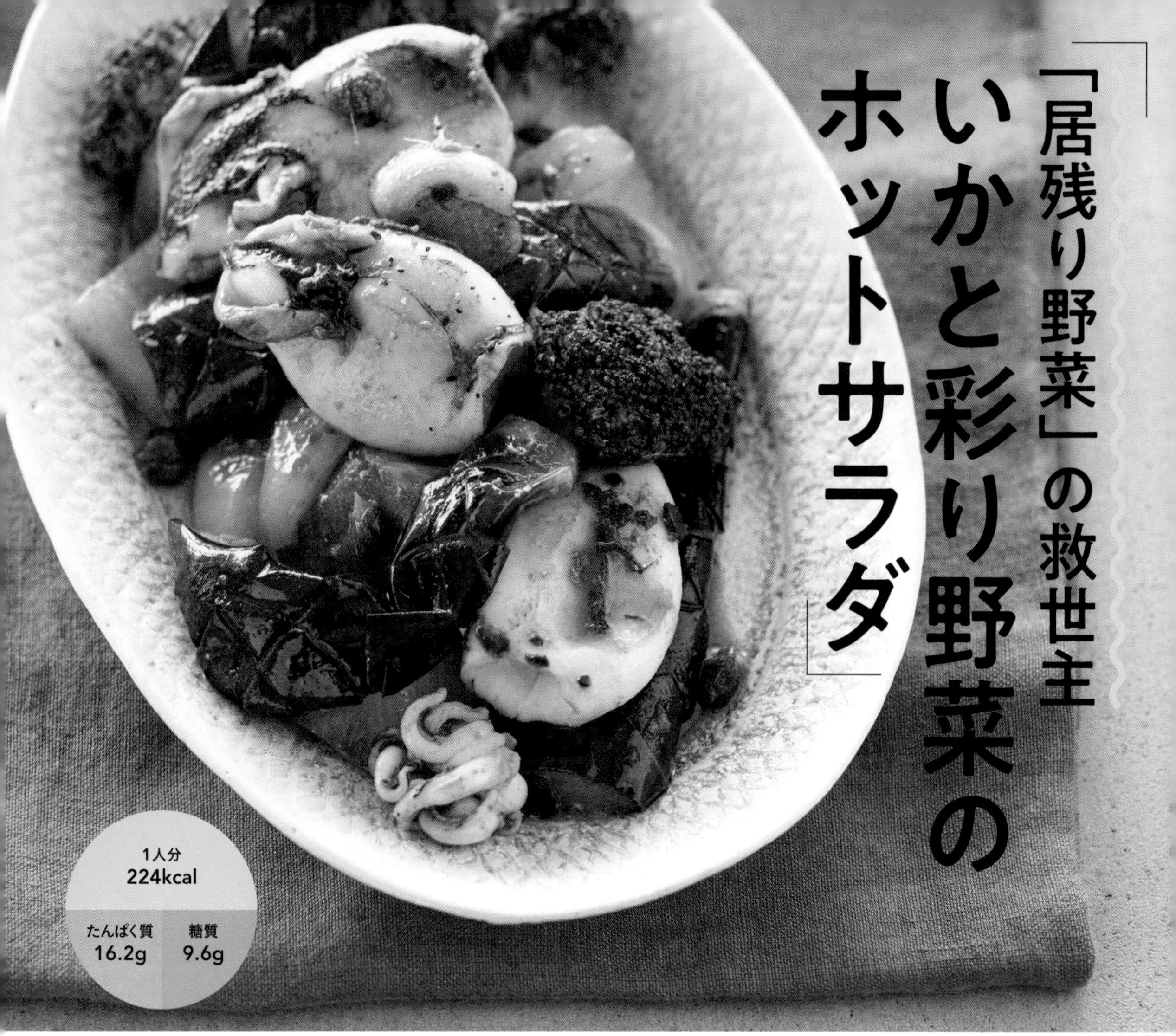

「居残り野菜」の救世主
いかと彩り野菜の
ホットサラダ」

1人分
224kcal
たんぱく質 16.2g
糖質 9.6g

材料［2人分］

するめいか…1ぱい（130g）
パプリカ（赤・黄）…各1/2個
ブロッコリー…1/4個
なす…1個
トマト…1個
アンチョビー（フィレ）…4本（12g）
にんにく…1かけ
赤とうがらし…1本
オリーブ油…大さじ2
ケッパー…適量
塩…少々

下準備

- にんにくは包丁の腹でつぶす
- 赤とうがらしは種をとる
- アンチョビーはたたく
- いかは胴体と足を切り離し、大きければ一口大に切る。

作り方

1 パプリカは縦に2〜3cm幅に切る。なすは皮に格子状の切り込みを入れ、横半分に切ってさらに縦半分に切る。ブロッコリーは小房に分ける。トマトはくし形切りにする。

2 フライパンにオリーブ油とにんにく、赤とうがらしを入れて弱火で熱する。にんにくが色づいたら、にんにくと赤とうがらしはとり出し1を入れる。

3 2に塩を振り、ときどき返しながら焼き色をつける。アンチョビーを加えて全体にからめていかとケッパーを加え、いかの色が変わるまで3〜5分いためる。

野菜はなんでもOK。春はアスパラ、秋はかぶなど季節でアレンジしてみてくださいね。

超回復ポイント

いかと緑黄色野菜の最強タッグ

いかに含まれるタウリンと、ビタミンCを多く含む緑黄色野菜をとり入れて疲労回復に。かむことで満腹感も得られ食べすぎ防止になります。

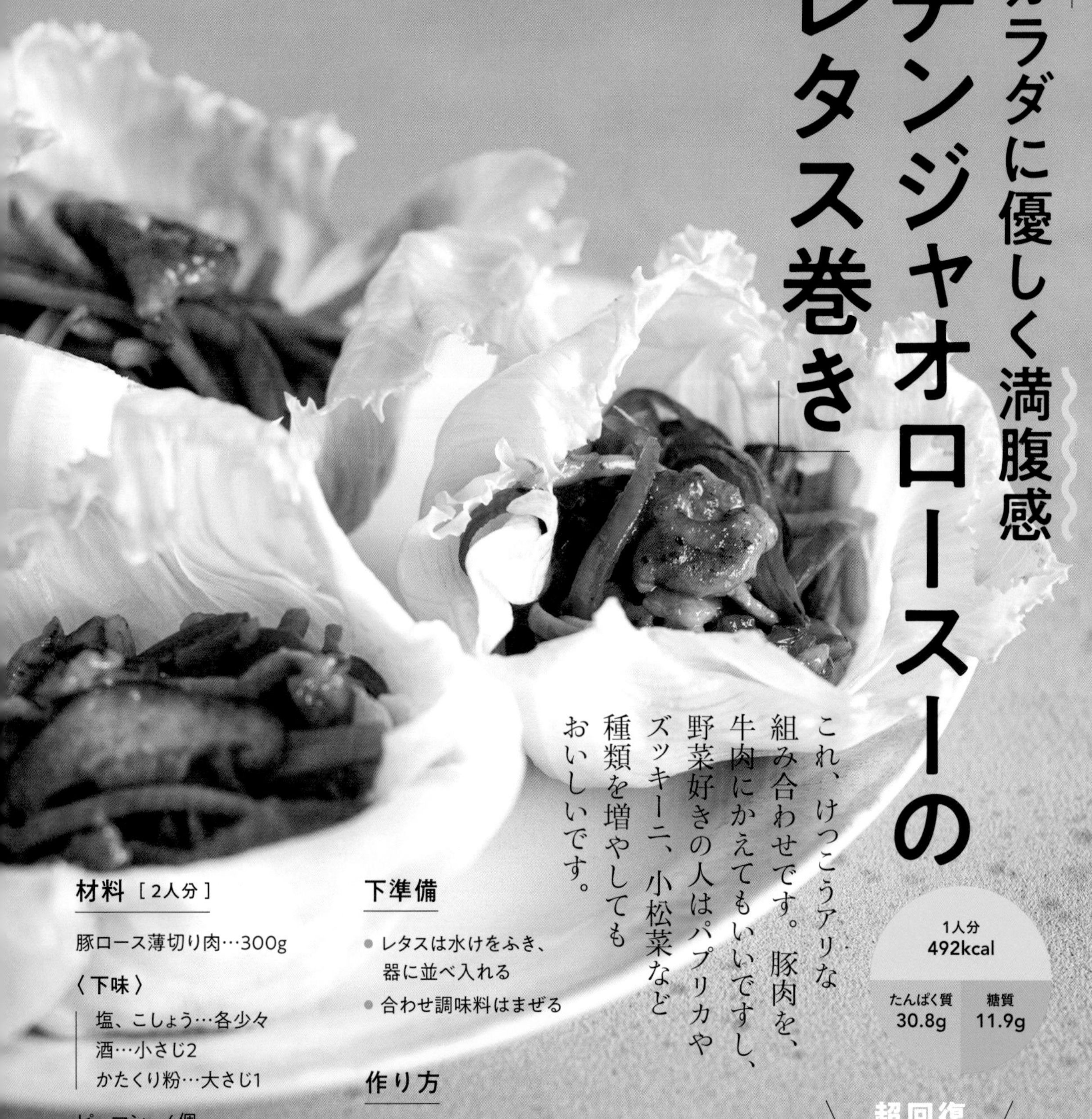

カラダに優しく満腹感

チンジャオロースーのレタス巻き

これ、けっこうアリな組み合わせです。豚肉を、牛肉にかえてもいいですし、野菜好きの人はパプリカやズッキーニ、小松菜など種類を増やしてもおいしいです。

1人分
492kcal

たんぱく質	糖質
30.8g	11.9g

材料［2人分］

豚ロース薄切り肉…300g

〈下味〉
- 塩、こしょう…各少々
- 酒…小さじ2
- かたくり粉…大さじ1

ピーマン…4個
たけのこ（水煮）…130g
しいたけ…2個
しょうがのせん切り…1/3かけ分

〈合わせ調味料〉
- オイスターソース…大さじ2
- しょうゆ…小さじ1

ごま油…大さじ1
レタスの葉…適量

下準備

- レタスは水けをふき、器に並べ入れる
- 合わせ調味料はまぜる

作り方

1 ピーマンとたけのこはそれぞれ縦に細切りにする。しいたけは軸を切り落とし、薄切りにする。豚肉は細切りにし、下味の調味料をそれぞれ振ってかたくり粉をまぶす。

2 フライパンにごま油を熱し、1の豚肉を入れてほぐしながら強火でいためる。肉の色が変わったらしょうがと1の野菜を加え、いためる。

3 2のピーマンがしんなりとしたら、合わせ調味料を加える。全体に煮からめ、レタスに盛る。

超回復ポイント

食物繊維×糖質コントロールで腸をいたわる

レタスをたくさん食べるレシピのため、満腹感が得られ、糖質のとりすぎ防止にも。

体温上昇!! ふわふわたまごの「サンラータンスープ」

個人的に好きでよく作るレシピ。めんを入れてもいいし、えびを豚肉にかえても絶品です。

材料［2人分］

むきえび…6尾
とき卵…1個分
乾燥きくらげ…3g
トマト…1個
しょうがのみじん切り…小さじ1
にんにくのみじん切り…小さじ1/2

〈スープ〉

鶏ガラスープのもと…大さじ1/2
豆板醤、甜麺醤、
　オイスターソース…各小さじ1
砂糖…小さじ1
酢…大さじ1
しょうゆ…大さじ1/2
水…360ml

〈水どきかたくり粉〉

かたくり粉…大さじ1
水…大さじ1.5

ごま油…大さじ1/2
細ねぎの小口切り…少々

下準備

- きくらげはたっぷりの水でもどす
- 水どきかたくり粉の材料はまぜる

作り方

1 トマトは湯むきをして、くし形切りにする。えびはあれば背わたをとって水で洗い、塩とこしょう、酒各少々(各分量外)を振ってかたくり粉少々(分量外)をまぶす。

2 鍋にごま油とにんにく、しょうがを弱火で熱する。香りが立ったら豆板醤と甜麺醤、水を加える。残りのスープの材料を加えてひと煮立ちしたら、きくらげとえびを加えてえびの色が変わるまで加熱する。

3 2に水どきかたくり粉をもう一度まぜて回し入れ、全体をざっとまぜる。とき卵を回し入れたら火を止め、器に盛る。細ねぎを散らし、好みであらびき黒こしょう、ラー油を振る。

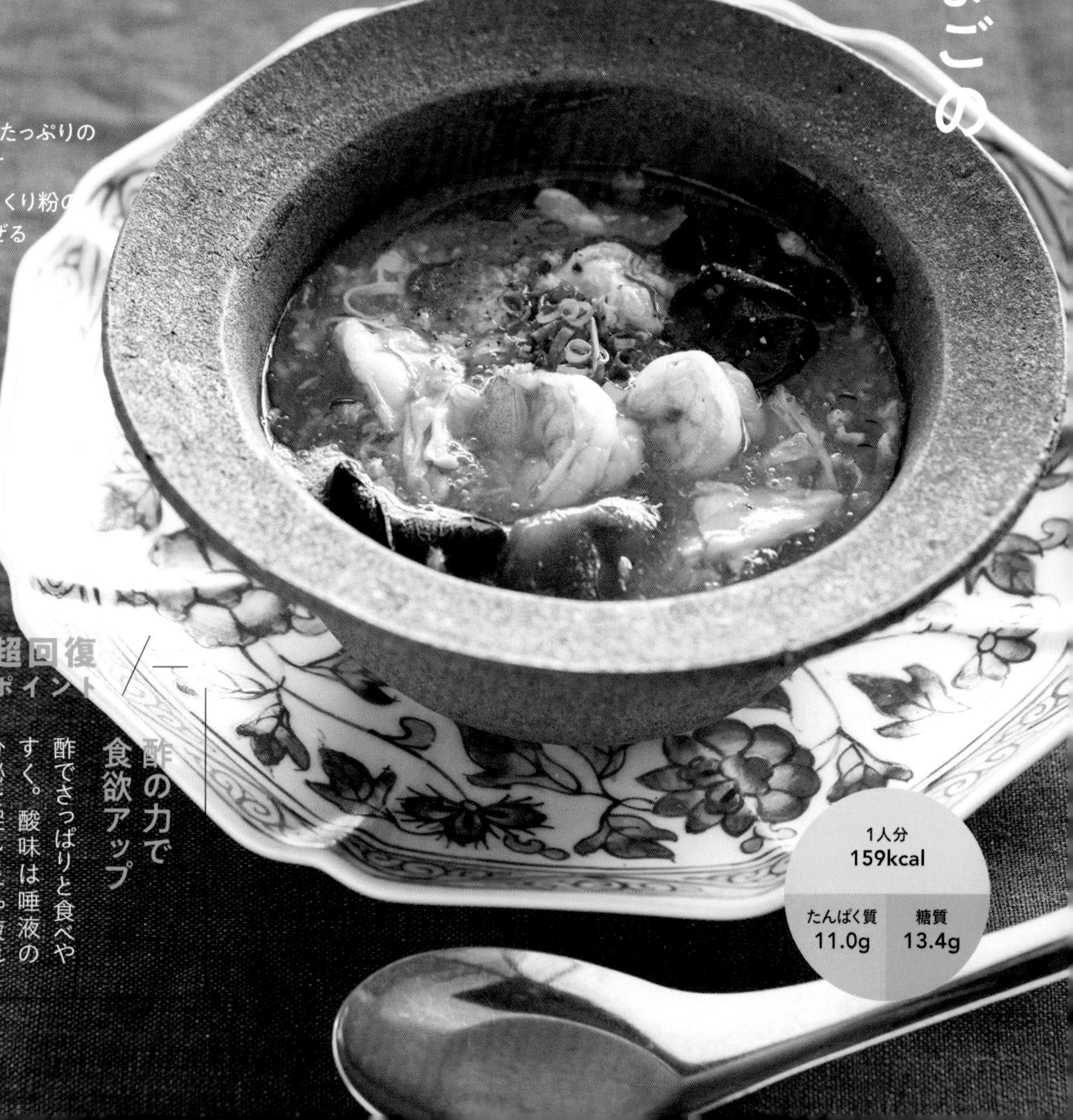

超回復ポイント

酢の力で食欲アップ

酢でさっぱりと食べやすく。酸味は唾液の分泌を促します。疲れて食欲が低下しているときに◎。

1人分
159kcal

たんぱく質	糖質
11.0g	13.4g

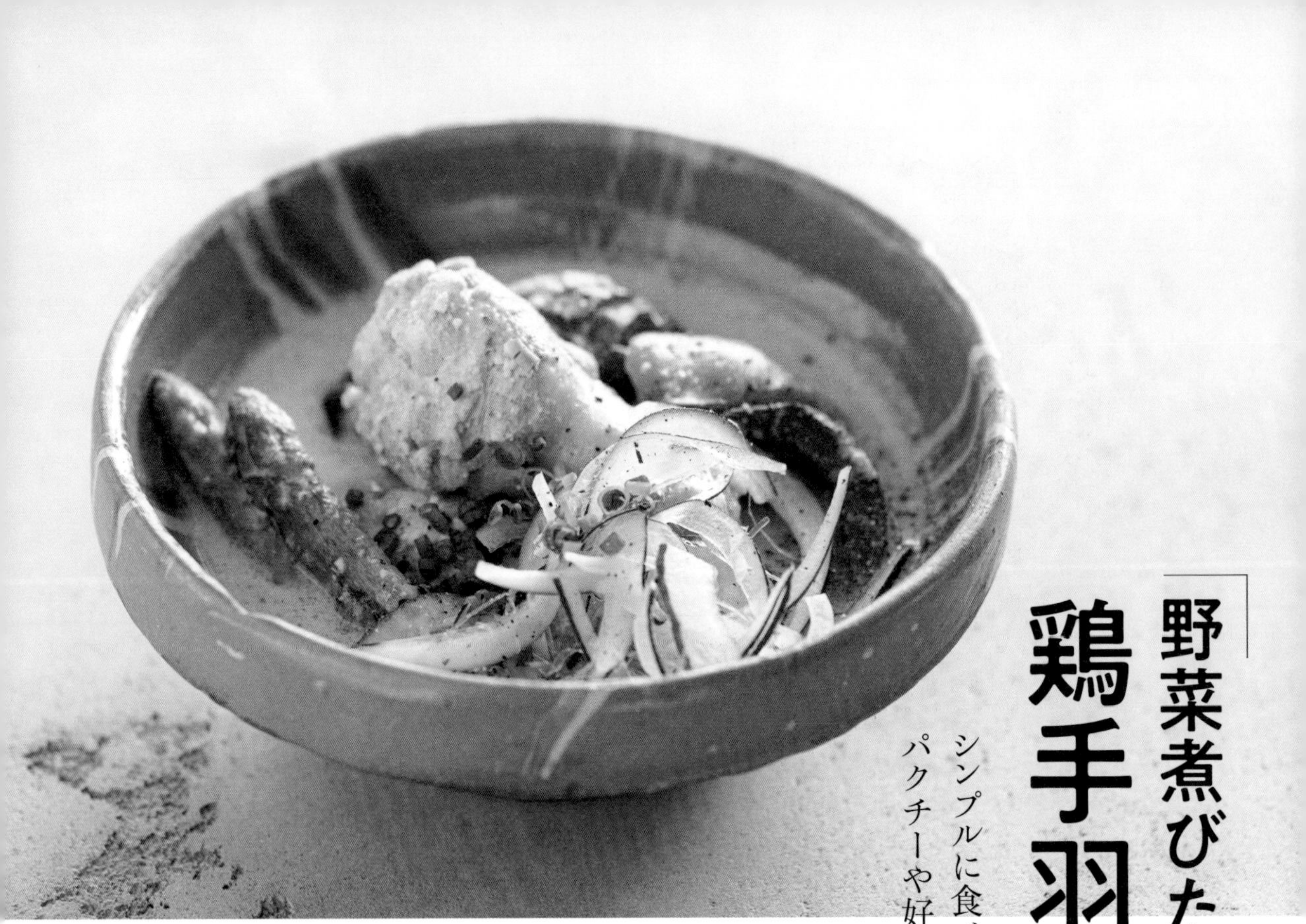

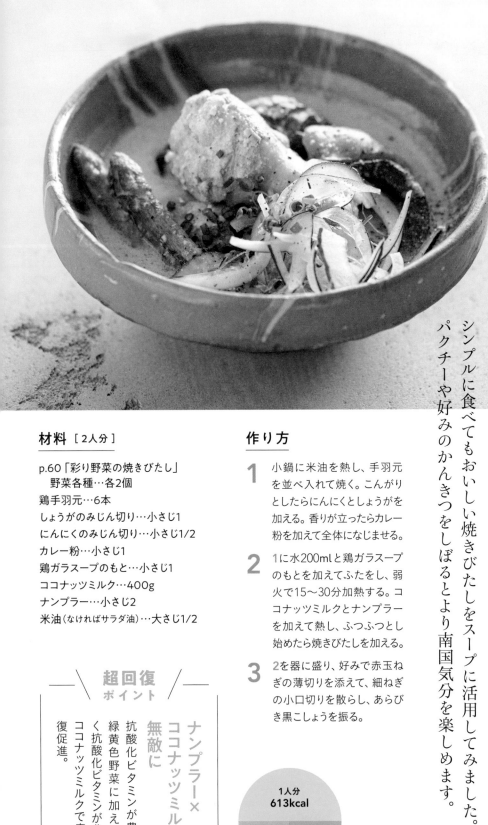

野菜煮びたしの新活用術！
「鶏手羽元のスープカレー」

シンプルに食べてもおいしい焼きびたしをスープに活用してみました。パクチーや好みのかんきつをしぼるとより南国気分を楽しめます。

材料［2人分］

p.60「彩り野菜の焼きびたし」
　野菜各種…各2個
鶏手羽元…6本
しょうがのみじん切り…小さじ1
にんにくのみじん切り…小さじ1/2
カレー粉…小さじ1
鶏ガラスープのもと…小さじ1
ココナッツミルク…400g
ナンプラー…小さじ2
米油（なければサラダ油）…大さじ1/2

作り方

1 小鍋に米油を熱し、手羽元を並べ入れて焼く。こんがりとしたらにんにくとしょうがを加える。香りが立ったらカレー粉を加えて全体になじませる。

2 1に水200mlと鶏ガラスープのもとを加えてふたをし、弱火で15〜30分加熱する。ココナッツミルクとナンプラーを加えて熱し、ふつふつとし始めたら焼きびたしを加える。

3 2を器に盛り、好みで赤玉ねぎの薄切りを添えて、細ねぎの小口切りを散らし、あらびき黒こしょうを振る。

超回復ポイント

ナンプラー×ココナッツミルクで無敵に

抗酸化ビタミンが豊富な緑黄色野菜に加え、同じく抗酸化ビタミンが豊富なココナッツミルクで疲労回復促進。

1人分
613kcal
たんぱく質 22.2g
糖質 13.3g

「一杯入魂！たっぷりたんぱく質リカバリーみそ汁」

1日のたんぱく質摂取量がいちばん少なくなりがちなのが、朝。つくねは冷凍ＯＫなので、まとめて作っておき、好きなときに入れるようにするといいですよ。

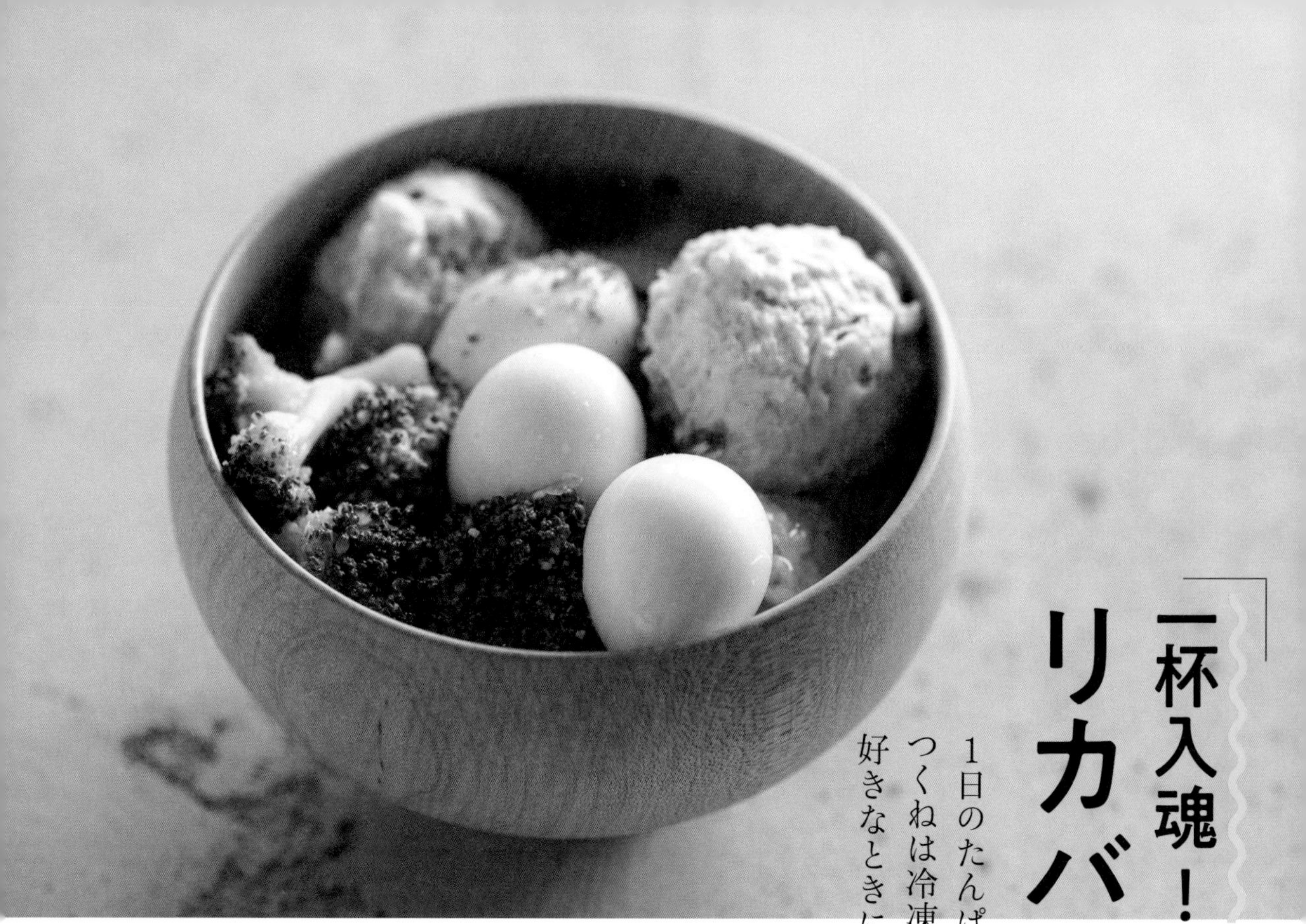

材料［2人分］

〈つくね〉

- 鶏ひき肉…250g
- しょうゆ、酒…各小さじ2
- しょうがのすりおろし…小さじ1
- 青じそのみじん切り…3枚分
- ねぎの白い部分のみじん切り…5g
- かたくり粉…小さじ1

ブロッコリー…60g
うずらの卵（水煮）…6個
みそ…小さじ2

作り方

1 ブロッコリーは小房に分け、耐熱皿に入れる。水小さじ1を振ってラップをふんわりとかけ、電子レンジ（600W）で1分30秒加熱する。

2 ボウルにひき肉としょうゆ、酒、しょうがを入れて粘りけが出るまでまぜる。残りのつくねの材料を加えてさらにまぜる。

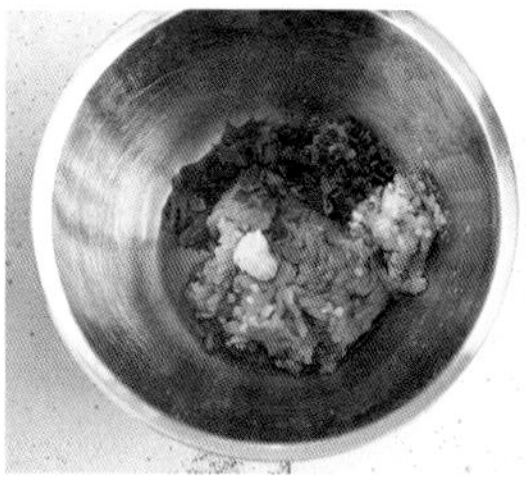

3 鍋に湯300mlを沸かし、2をスプーンですくって落とし入れる。1とうずらの卵を加え、肉の色が変わるまで火を通す。みそをとき入れて器に盛り、好みで七味とうがらしを振る。

超回復ポイント

高たんぱくスープで1日元気！

一杯で鶏ひき肉とうずらの卵とたんぱく質がたっぷりとれる。ブロッコリーのビタミンCは疲労回復に◎。

1人分 300kcal
たんぱく質 28.7g　糖質 3.8g

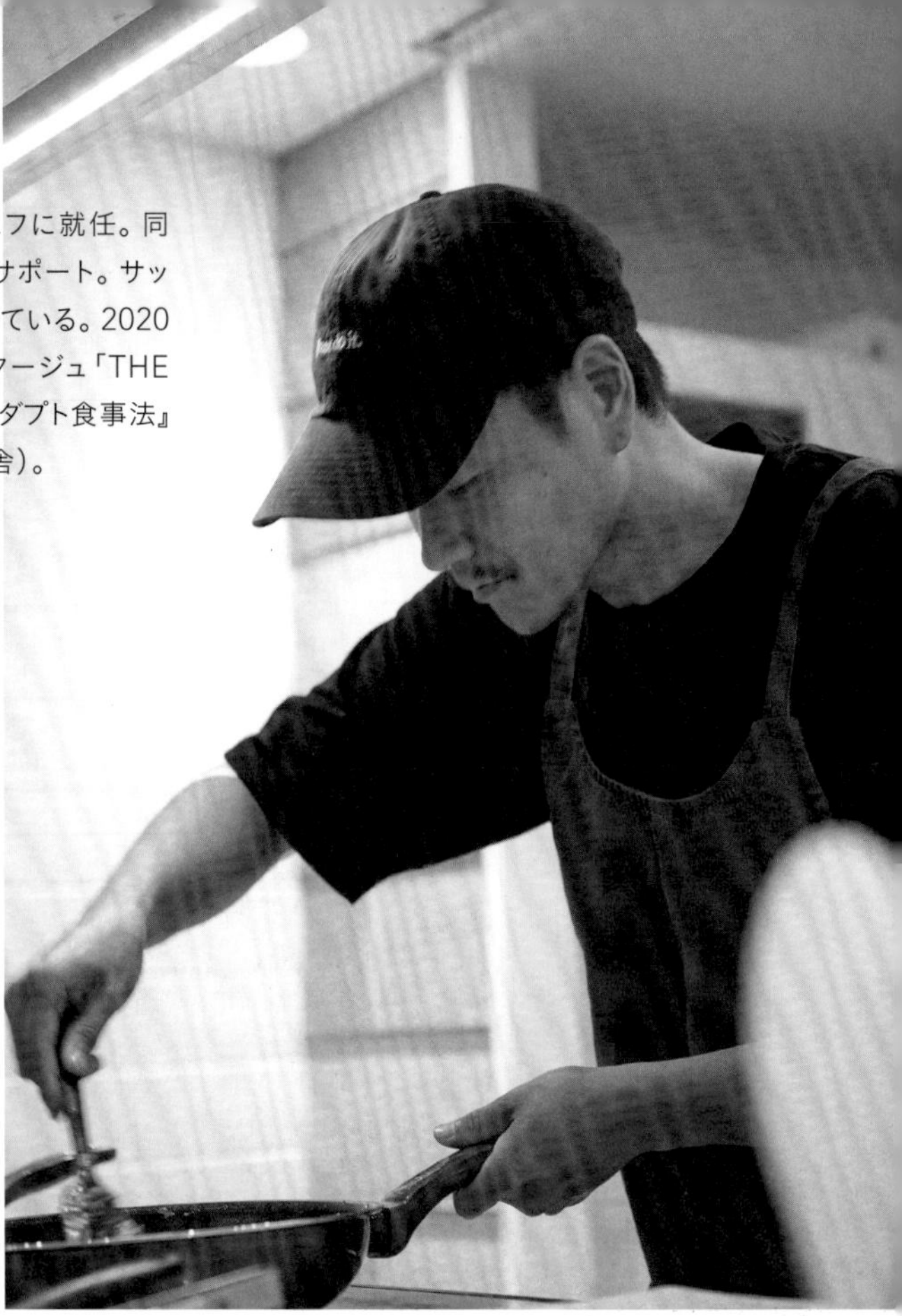

加《か》藤《とう》超《たつ》也《や》

株式会社 Cuore 所属。2016年、長友佑都選手の専属シェフに就任。同年から世界各国に同行し、食事の提供やアドバイスを通してサポート。サッカーのみならず多くの競技のトップアスリートのサポートを行っている。2020年から無添加・化学調味料・保存料不使用のプレミアム・ポタージュ「THE POTAGE」をプロデュース。レシピ監修に『長友佑都のファットアダプト食事法』(幻冬舎)、著書に『食べて脂肪が燃える魔法のレシピ』(幻冬舎)。

STAFF

装丁・デザイン ――― ナラエイコデザイン
スタイリング ――― 久保田朋子
撮影 ――― 松木 潤（主婦の友社）
栄養監修 ――― 廣松千愛
栄養計算 ――― 新 友歩
DTP制作 ――― 天満咲江
編集担当 ――― 山田萌絵
編集デスク ――― 町野慶美（主婦の友社）

今日《きょう》もお疲《つか》れさま！
超《ちょう》回《かい》復《ふく》めし

2023年11月20日 第1刷発行
2024年 1 月20日 第3刷発行

著 者 加《か》藤《とう》超《たつ》也《や》

発行者 平野健一

発行所 株式会社 主婦の友社
〒141-0021
東京都品川区上大崎3-1-1 目黒セントラルスクエア
電話 03-5280-7537（内容・不良品等のお問い合わせ）
049-259-1236（販売）

印刷所 大日本印刷株式会社

ISBN978-4-07-455953-4

■ 本のご注文は、お近くの書店または
主婦の友社コールセンター（電話 0120-916-892）まで。
＊ お問い合わせ受付時間 月～金（祝日を除く）10:00~16:00
＊ 個人のお客さまからのよくある質問のご案内
https://shufunotomo.co.jp/faq/

参考文献

● Yasuda J et al. Evenly Distributed Protein Intake over 3 Meals Augments Resistance Exercise-Induced Muscle Hypertrophy in Healthy Young Men. *J Nutr*. 2020;150(7):1845-1851.
● Djoussé L et al. Fish consumption, omega-3 fatty acids and risk of heart failure: a meta-analysis. *Clin Nutr*. 2012;31(6):846-853.
● Lee TH et al. Effect of dietary enrichment with eicosapentaenoic and docosahexaenoic acids on in vitro neutrophil and monocyte leukotriene generation and neutrophil function. *N Engl J Med*. 1985;312(19):1217-1224.
● Zhang Y. et al. Intakes of fish and polyunsaturated fatty acids and mild-to-severe cognitive impairment risks: a dose-response meta-analysis of 21 cohort studies. *Am J Clin Nutr*. 2016;103(2):330-340.
●『休養学基礎 - 疲労を防ぐ！健康指導に活かす』編著／杉田正明、片野秀樹　監修／一般社団法人日本リカバリー協会　メディカ出版：大阪 .p63-65.2021
● Nowotny K et al. Dietary advanced glycation end products and their relevance for human health. *Ageing Res Rev*. 2018;47:55-66.
● 一般社団法人大日本水産会魚食普及推進センターホームページ「お魚便利帳」https://osakana.suisankai.or.jp/booklet
● Budzeń S et al. The biological role of carnosine and its possible applications in medicine. *Adv Clin Exp Med*. 2013;22(5):739-744.
● Carr AC et al. Vitamin C and Immune Function. *Nutrients*. 2017;9(11):1211.
● Kumar S et al. Astaxanthin: A super antioxidant from microalgae and its therapeutic potential. *J Basic Microbiol*. 2022;62(9):1064-1082.
● Davinelli S et al. Astaxanthin in Skin Health, Repair, and Disease: A Comprehensive Review. *Nutrients*. 2018;10(4):522.